Liu, Xiao
Campbell, Julia

Ripensare l'osteoartrite: metodi innovativi per una terapia sostenibile

Una guida per l'applicazione di concetti terapeutici all'avanguardia

Liu, Xiao
Campbell, Julia
Ripensare l'osteoartrite: metodi innovativi per una terapia sostenibile
Una guida per l'applicazione di concetti terapeutici all'avanguardia

ISBN: 978-3-69035-861-3

Numero d'ordine: 2036
anche come eBook
(978-3-69035-868-2)

Copertina: Kerstin Laube
Produzione: Michaela Witt

Bremen University Press, 2025.
Fahrenheitstr. 11
28359 Bremen
bup@bremenuniversitypress.com
www.bremenuniversitypress.com

Il manoscritto non può essere utilizzato in tutto o in parte senza il previo consenso scritto dell'editore.

Questo libro è stato stampato su carta ecologica proveniente da foreste sostenibili, al fine di preservare le risorse e ridurre al minimo l'impatto ambientale. Utilizzando materiali riciclati e carta certificata FSC, contribuiamo a proteggere le foreste e a ridurre la nostra impronta ecologica.

Esclusione di responsabilità

Questo libro ha solo scopo di informazione scientifica e di educazione generale. Non sostituisce la consulenza medica individuale, la diagnosi o il trattamento da parte di un medico autorizzato o di un altro professionista qualificato. I lettori devono sempre rivolgersi a un medico esperto in caso di disturbi di salute o di domande sull'applicazione dei metodi di trattamento descritti. Alcuni dei metodi di trattamento presentati nel libro sono ancora in fase sperimentale o clinica e non sono autorizzati per la pratica medica in tutti i Paesi.

Panoramica

PREFAZIONE 19
1. INTRODUZIONE 21
2. FISIOPATOLOGIA E BASI MOLECOLARI
   DELL'OSTEOARTRITE 26
3. CLASSIFICAZIONE E PROCEDURE DIAGNOSTICHE 40
4. METODI DI TRATTAMENTO CONVENZIONALI -
   UNA VALUTAZIONE CRITICA 52
5. NUOVI APPROCCI TERAPEUTICI FARMACOLOGICI 63
6. TERAPIE DI BIOLOGIA CELLULARE E MOLECOLARE 83
7. METODI FISICI E STRUMENTALI DI TERAPIA
   DELL'ARTROSI 111
8. NUTRIZIONE E TERAPIA CON MICRONUTRIENTI 137
9. TERAPIE PSICOLOGICHE E COMPORTAMENTALI 148
10. CONCETTI DI TRATTAMENTO INTERDISCIPLINARE
    E MULTIMODALE 157
11. APPROCCI DI MEDICINA PERSONALIZZATA E
    TERAPIA GENETICA 166
12. LA NECESSITÀ DI INTERVENTI CHIRURGICI 184
13. PROSPETTIVE DI RICERCA INTERNAZIONALI E
    SVILUPPI FUTURI 189
14. OSSERVAZIONI CONCLUSIVE E CONCLUSIONI 196
15 TABELLA 1: CONFRONTO TRA TRATTAMENTI
    CONVENZIONALI E INNOVATIVI
    DELL'OSTEOARTRITE 199

16	TABELLA 2: I MICRONUTRIENTI PIÙ IMPORTANTI NELLA TERAPIA DELL'OSTEOARTRITE	200
17	TABELLA 3: PANORAMICA DELLE TERAPIE RIGENERATIVE	201
18	TABELLA 4: INFLUENZA DEI FATTORI PSICOSOCIALI SUL DECORSO DELLA MALATTIA	202
19	TABELLA 5: CONFRONTO TRA LE FORME DI TERAPIA FISICA	203
20	TABELLA 6: PANORAMICA DELLE OPZIONI DI TERAPIA FARMACOLOGICA PER L'OSTEOARTRITE	204
21	TABELLA 7: STUDI CLINICI IN CORSO SU TERAPIE INNOVATIVE PER L'OSTEOARTRITE (SELEZIONE)	206
22	TABELLA 8: FATTORI PROGNOSTICI PER IL SUCCESSO DEL TRATTAMENTO DELL'OSTEOARTRITE	207
22	TABELLA 9: SINTESI DEI BIOMARCATORI PIÙ COMUNI NELLA TERAPIA DELL'OSTEOARTRITE	208
23	TABELLA 10: MISURE PREVENTIVE PER EVITARE E RITARDARE L'OSTEOARTRITE	209
24	TABELLA 11: RACCOMANDAZIONI DI TRATTAMENTO IN BASE ALLO STADIO DELL'OSTEOARTRITE	210
25	TABELLA 12: PANORAMICA DELLE PROCEDURE TERAPEUTICHE INNOVATIVE, TASSI DI SUCCESSO E LIVELLI DI EVIDENZA	211
26	BIBLIOGRAFIA COMPLETA	213

Indice dei contenuti

PREFAZIONE 19

1. INTRODUZIONE 21
1.1 DEFINIZIONE E DIFFERENZIAZIONE DELL'OSTEOARTRITE 21
1.2 SVILUPPO STORICO DEL TRATTAMENTO DELL'OSTEOARTRITE 22
1.3 EPIDEMIOLOGIA E SIGNIFICATO SOCIO-ECONOMICO 23
1.4 RILEVANZA DEI METODI DI TRATTAMENTO INNOVATIVI NEL CONTESTO MEDICO 24

2. FISIOPATOLOGIA E BASI MOLECOLARI DELL'OSTEOARTRITE 26
2.1 PRINCIPI ANATOMICI E FUNZIONALI DELLA CARTILAGINE ARTICOLARE 26
    2.1.1 Struttura e proprietà della cartilagine ialina 26
    2.1.2 Funzione della sinovia e della capsula articolare 27
2.2 CAMBIAMENTI FISIOPATOLOGICI NELL'OSTEOARTRITE 27
    2.2.1 Degenerazione del tessuto cartilagineo 27
    2.2.2 Cambiamenti nell'osso subcondrale 28
    2.2.3 Formazione di osteofiti 28
2.3 MECCANISMI MOLECOLARI DELLA DEGENERAZIONE DELLA CARTILAGINE 29
    2.3.1 Squilibrio tra anabolismo e catabolismo 29
    2.3.2 Ruolo delle metalloproteinasi di matrice (MMP) 29
    2.3.3 Apoptosi dei condrociti 30
2.4 RUOLO DEI MEDIATORI INFIAMMATORI E DELLE CITOCHINE 31
    2.4.1 Fattore di necrosi tumorale-α (TNF-α) e interleuchina-1β (IL-1β) 31
    2.4.2 Coinvolgimento dell'interleuchina-6 (IL-6) e dell'interleuchina-17 (IL-17) 31
    2.4.3 Importanza dell'infiammazione cronica di basso grado 32

2.5   FATTORI D'INFLUENZA GENETICI ED EPIGENETICI 32
  2.5.1   Identificazione dei fattori di rischio genetici 32
  2.5.2   Ruolo dei microRNA e della regolazione epigenetica 33
2.6   IMPORTANZA DEI SEGNALI DELL'OSSO SUBCONDRALE 34
  *2.6.1   Vascolarizzazione e angiogenesi nell'osso
           subcondrale 34*
  *2.6.2   Meccanotrasduzione e processi di rimodellamento
           osseo 34*
2.7   MECCANISMI DEL DOLORE NELL'OSTEOARTRITE 35
  2.7.1   Componenti del dolore nocicettivo e neuropatico 35
  *2.7.2   Sensibilizzazione centrale e cronicizzazione del
           dolore 35*
  2.7.3   Ruolo dei processi neuroinfiammatori 36
2.8   BIBLIOGRAFIA (CAPITOLI 1 E 2) 36

3.   **CLASSIFICAZIONE E PROCEDURE DIAGNOSTICHE 40**

3.1   CLASSIFICAZIONE DELL'OSTEOARTRITE IN BASE A LOCALIZZAZIONE E
      GRAVITÀ 40
  3.1.1   Classificazione secondo Kellgren e Lawrence 40
  3.1.2   Rilevanza clinica degli stadi iniziali, medi e tardivi 41
3.2   PROCEDURE DI IMAGING 42
  3.2.1   Radiografia convenzionale: indicazioni e limiti 42
  *3.2.2   Risonanza magnetica: visualizzazione della
           cartilagine e diagnosi precoce 42*
  *3.2.3   Tomografia computerizzata: analisi delle strutture
           subcondrali 43*
  *3.2.4   Ultrasuoni: diagnostica dei tessuti molli e
           rilevamento di versamenti articolari 43*
3.3   DIAGNOSTICA DI LABORATORIO E RICERCA SUI BIOMARCATORI 44
  3.3.1   Marcatori di infiammazione: CRP, interleuchine 44
  *3.3.2   Prodotti specifici di degradazione della cartilagine e
           dell'osso (COMP, CTX-II) 45*
  3.3.3   Prospettive future per la diagnostica personalizzata 46
3.4   DIAGNOSTICA FUNZIONALE E TEST CLINICI 46

3.4.1	Analisi del passo e diagnostica del movimento	46
3.4.2	Test di funzionalità clinica: WOMAC, indice di Lequesne	47
3.4.3	Puntura dell'articolazione e analisi del liquido sinoviale	47
3.5	USO DELL'INTELLIGENZA ARTIFICIALE NELLA DIAGNOSTICA	48
3.5.1	Analisi delle immagini supportata dall'intelligenza artificiale	48
3.5.2	Modelli predittivi per la progressione della malattia	48
3.5.3	Opportunità e limiti della diagnostica digitale	49
3.6	BIBLIOGRAFIA (CAPITOLO 3)	49

4. METODI DI TRATTAMENTO CONVENZIONALI - UNA VALUTAZIONE CRITICA 52

4.1	TERAPIA FARMACOLOGICA	52
4.1.1	Farmaci antinfiammatori non steroidei (FANS): Meccanismi d'azione e rischi	52
4.1.2	Iniezioni di corticosteroidi: Indicazioni ed effetti a lungo termine	53
4.1.3	Oppioidi: uso per il dolore cronico e problemi di dipendenza	54
4.1.4	Sostanze condroprotettive: Glucosamina, condroitina solfato - Base dell'evidenza	55
4.2	MISURE FISICHE E FISIOTERAPICHE	55
4.2.1	Terapie classiche del movimento	55
4.2.2	Terapia manuale e mobilizzazione articolare	56
4.2.3.	Elettroterapia e ultrasuoni	56
4.2.4	Effetto dell'acquaterapia e dello stress controllato	57
4.3	INTERVENTI CHIRURGICI	57
4.3.1	Endoscopia articolare (artroscopia): Indicazioni ed evidenze	57
4.3.2	Osteotomia e interventi di conservazione delle articolazioni	58
4.3.3	Artroplastica: materiali, durata e complicanze	58

4.4 LIMITI ED EFFETTI COLLATERALI DELLE TERAPIE CONVENZIONALI 59
 4.4.1   *Insufficiente controllo del dolore e mantenimento*
     della funzione 59
 4.4.2   *Effetti collaterali e complicazioni indotte dai farmaci* 60
 4.4.3   *Oneri economici e carenze di offerta* 60
4.5 BIBLIOGRAFIA (CAPITOLO 4) 61

5. NUOVI APPROCCI TERAPEUTICI FARMACOLOGICI 63

5.1 SVILUPPO DI AGENTI ANTINFIAMMATORI SELETTIVI 63
 5.1.1   *Inibitori della COX-2 di nuova generazione* 63
 5.1.2   *Inibizione di specifici mediatori infiammatori (ad es.*
     antagonisti dell'IL-1β) 65
5.2 MODULAZIONE DEI PERCORSI DEL SEGNALE 67
 5.2.1   *Influenza sulla via di segnalazione Wnt/β-catenina* 67
 5.2.2   *Inibizione della via di segnalazione del TGF-β per*
     ridurre la fibrosi 68
 5.2.3   *Modulazione della via di segnalazione NF-κB per*
     inibire l'infiammazione 70
5.3 USO DI BIOLOGICI E ANTICORPI MONOCLONALI 72
 5.3.1   *Inibitori di IL-6 e IL-17* 72
 5.3.2   *Terapia anti-TNF-α: opportunità e limiti* 73
5.4 TERAPIA DEL DOLORE INNOVATIVA 73
 5.4.1   *Antagonisti del CGRP per il dolore correlato*
     all'osteoartrite 73
 5.4.2   *Neuromodulatori per la regolazione del dolore*
     centrale 75
5.5 APPROCCI TERAPEUTICI EPIGENETICI 77
 5.5.1   *Uso degli inibitori dell'istone deacetilasi* 77
 5.5.2   *Modulatori della metilazione del DNA per il*
     controllo dell'espressione genica 79
5.6 BIBLIOGRAFIA (CAPITOLO 5) 80

6. TERAPIE DI BIOLOGIA CELLULARE E MOLECOLARE 83

6.1 FONDAMENTI DI MEDICINA RIGENERATIVA PER L'OSTEOARTRITE 83

6.1.1	Principi di rigenerazione tissutale e cellulare	83
6.1.2	Requisiti per le terapie cellulari biocompatibili	85
6.2	TERAPIA CON CELLULE STAMINALI	87
6.2.1	Cellule staminali mesenchimali: Raccolta, trattamento e uso clinico	87
6.2.2	Cellule staminali pluripotenti indotte (iPS): potenzialità e rischi	89
6.2.3	Terapia con cellule staminali allogeniche vs. autologhe	90
6.3	TRAPIANTI DI CONDROCITI E INGEGNERIA TISSUTALE	91
6.3.1	Impianto di condrociti autologhi (ACI): tecniche di prima e terza generazione	91
6.3.2	Sviluppo di impalcature bioattive (scaffold)	93
6.3.3	Bioprinting 3D nella rigenerazione della cartilagine	93
6.4	USO DI ESOSOMI E MICROVESCICOLE	94
6.4.1	Funzioni biologiche degli esosomi nella rigenerazione della cartilagine	94
6.4.2	Potenziale terapeutico e situazione attuale degli studi	96
6.5	GENE E TERAPIA GENICA	97
6.5.1	Basi della modificazione genica nell'osteoartrite	97
6.5.2	Uso di vettori virali per il trasferimento di geni	99
6.5.3	La tecnologia CRISPR/Cas9 nella ricerca sull'osteoartrite	101
6.6	RISCHI E IMPLICAZIONI ETICHE DELLE TERAPIE CELLULARI	103
6.6.1	Rischi di formazione di tumori con le terapie a base di cellule staminali	103
6.6.2	Reazioni immunologiche e processi di rigetto	105
6.6.3	Questioni etiche nella terapia genica	106
6.7	BIBLIOGRAFIA (CAPITOLO 6)	108
7.	**METODI FISICI E STRUMENTALI DI TERAPIA DELL'ARTROSI**	**111**
7.1	NOZIONI DI BASE SUL DOLORE FISICO E SULLA TERAPIA FUNZIONALE	111

7.1.1	Meccanismi d'azione delle applicazioni fisiche............ 111
7.1.2	Aree di applicazione e limiti della terapia fisica per l'osteoartrosi.. 113
7.2	TERMOTERAPIA 115
7.2.1	Applicazioni del calore: Indicazioni ed effetti................ 115
7.2.2	Applicazioni del freddo (crioterapia): Meccanismi d'azione e campi di applicazione.................................. 116
7.3	ELETTROTERAPIA 117
7.3.1	Stimolazione elettrica transcutanea dei nervi (TENS).. 117
7.3.2	Terapia a media e ad alta frequenza............................ 118
7.3.3	Stimolazione elettrica neuromuscolare (NMES)........... 120
7.4	TERAPIA CON CAMPO MAGNETICO 121
7.4.1	Fondamenti della terapia con campi magnetici pulsati... 121
7.4.2	Efficacia clinica e valutazione scientifica...................... 123
7.5	ULTRASUONI E TERAPIA CON ONDE D'URTO 125
7.5.1	Ultrasuoni terapeutici: forme di applicazione ed effetti.. 125
7.5.2	Terapia ad onde d'urto extracorporee (ESWT): indicazioni e prove di efficacia...................................... 127
7.6	LASER E TERAPIA DELLA LUCE 129
7.6.1	Terapia laser a basso livello (LLLT)................................ 129
7.6.2	Terapia laser ad alta intensità (HILT)............................ 131
7.7	TERAPIE COMBINATE E APPROCCI INTEGRATIVI 133
7.7.1	Programmi di terapia fisica multimodale..................... 133
7.7.2	Integrazione nei piani di terapia olistica...................... 134
7.8	BIBLIOGRAFIA (CAPITOLO 7).. 134
8.	**NUTRIZIONE E TERAPIA CON MICRONUTRIENTI......137**
8.1	INFLUENZA DELL'ALIMENTAZIONE SUL DECORSO DELL'OSTEOARTRITE.. 137
8.1.1	Sovrappeso e stress meccanico sulle articolazioni 137
8.1.2	Componenti alimentari che promuovono e inibiscono l'infiammazione.. 138

8.2	Terapia con micronutrienti	139
8.2.1	Vitamina D e calcio nel metabolismo osseo	139
8.2.2	Importanza degli acidi grassi omega-3 per la salute delle cartilagini	139
8.2.3	Oligoelementi: Zinco, selenio e manganese	140
8.3	Uso di antiossidanti	141
8.3.1	Effetto delle vitamine C ed E sui processi ossidativi della cartilagine	141
8.3.2	Il coenzima Q10 e il suo ruolo nel metabolismo cellulare	142
8.4	Fitoterapia	142
8.4.1	La curcumina e i suoi effetti antinfiammatori	142
8.4.2	Zenzero, boswellia e altri estratti vegetali	143
8.5	Nutrizione e diete funzionali	144
8.5.1	La dieta mediterranea come concetto nutrizionale protettivo	144
8.5.2	Diete a basso contenuto di carboidrati e chetogeniche nella terapia dell'osteoartrite	145
8.6	Bibliografia (Capitolo 8)	145

9. TERAPIE PSICOLOGICHE E COMPORTAMENTALI 148

9.1	Importanza dei fattori psicosociali nell'osteoartrosi	148
9.1.1	Influenza di stress, depressione e ansia sul decorso della malattia	148
9.1.2	Distorsioni cognitive e loro effetti sulla percezione del dolore	149
9.2	Approcci psicoterapeutici nella terapia dell'osteoartrite	149
9.2.1	Terapia cognitivo-comportamentale (CBT)	149
9.2.2	Terapia dell'accettazione e dell'impegno (ACT)	150
9.3	Tecniche di rilassamento e training di mindfulness	151
9.3.1	Rilassamento muscolare progressivo secondo Jacobson	151
9.3.2	Mindfulness e meditazione: programmi MBSR	152
9.3.3	Il biofeedback e il suo utilizzo per il dolore cronico	153

9.4	Programmi educativi e autogestione	153
9.4.1	Educazione del paziente per la gestione del dolore	153
9.4.2	Sviluppo di strategie di coping e di competenza sul dolore	154
9.5	Bibliografia (Capitolo 9)	155

10. CONCETTI DI TRATTAMENTO INTERDISCIPLINARE E MULTIMODALE 157

10.1	Necessità di un approccio terapeutico integrativo	157
10.1.1	Limiti degli interventi monoterapici	157
10.1.2	Vantaggi delle forme di terapia combinata	158
10.2	Modelli di terapia del dolore multimodale	159
10.2.1	Progettazione e struttura dei programmi multimodali	159
10.2.2	Prove e successi degli approcci interdisciplinari	160
10.3	Integrazione di terapie innovative in concetti di trattamento consolidati	160
10.3.1	Uso di terapie biologiche e cellulari nell'ambito di programmi multimodali	160
10.3.2	Combinazione di approcci terapeutici classici e innovativi	162
10.4	Sfide e prospettive per l'assistenza integrativa	162
10.4.1	Ostacoli organizzativi ed economici	162
10.4.2	Prospettive future per il trattamento interdisciplinare dell'osteoartrite	163
10.5	Bibliografia (Capitolo 10)	164

11. APPROCCI DI MEDICINA PERSONALIZZATA E TERAPIA GENETICA 166

11.1	Fondamenti della terapia personalizzata dell'osteoartrite	166
11.1.1	Importanza delle predisposizioni genetiche per il rischio di malattia	166
11.1.2	Biomarcatori per la personalizzazione della terapia e la valutazione della prognosi	168

11.2	Diagnostica genetica e profili di rischio individuali	170
11.2.1	Metodi di analisi del genoma nella ricerca sull'osteoartrite	170
11.2.2	Sviluppo di strategie di prevenzione e trattamento personalizzate	173
11.3	Terapia genica e interventi molecolari	175
11.3.1	Possibilità di modifica genica mirata (CRISPR/Cas9 e altri metodi)	175
11.3.2	Utilizzo di vettori virali e sistemi di trasporto non virali	177
11.4	Implicazioni etiche degli approcci alla terapia genetica	180
11.4.1	Ponderare il progresso medico e le preoccupazioni etiche	180
11.4.2	Quadro normativo e accettazione sociale	181
11.5	Bibliografia (Capitolo 11)	182
12.	**LA NECESSITÀ DI INTERVENTI CHIRURGICI**	**184**
12.1	Lo stato attuale delle procedure chirurgiche nella terapia dell'osteoartrite	184
12.2	Lo stato della ricerca: le nuove terapie possono sostituire gli interventi chirurgici?	185
12.3	Prospettive realistiche: Le operazioni saranno superflue in futuro?	186
12.4	Conclusione: tra speranza e valutazione realistica	187
13.	**PROSPETTIVE DI RICERCA INTERNAZIONALI E SVILUPPI FUTURI**	**189**
13.1	Iniziative di ricerca in corso a livello mondiale per il trattamento dell'osteoartrite	189
13.2	Innovazioni tecnologiche e loro importanza per il trattamento dell'osteoartrite	190
13.2.1.	Intelligenza artificiale nella diagnostica e nella pianificazione della terapia	190

13.2.2 Progressi nella ricerca sui biomateriali per la
sostituzione della cartilagine 191
13.3 STUDI CLINICI INTERNAZIONALI E RELATIVI RISULTATI 191
13.3.1 Confronto dei risultati di studi internazionali su
terapie innovative 191
13.3.2 Sviluppo di linee guida e raccomandazioni
terapeutiche internazionali 192
13.4 CONCLUSIONI: PROSPETTIVE INTERNAZIONALI PER MIGLIORARE LA
TERAPIA DELL'OSTEOARTRITE 193
13.5 BIBLIOGRAFIA (CAPITOLO 13) 194

14. OSSERVAZIONI CONCLUSIVE E CONCLUSIONI 196

**15 TABELLA 1: CONFRONTO TRA TRATTAMENTI
CONVENZIONALI E INNOVATIVI
DELL'OSTEOARTRITE 199**

**16 TABELLA 2: I MICRONUTRIENTI PIÙ IMPORTANTI
NELLA TERAPIA DELL'OSTEOARTRITE 200**

**17 TABELLA 3: PANORAMICA DELLE TERAPIE
RIGENERATIVE 201**

**18 TABELLA 4: INFLUENZA DEI FATTORI PSICOSOCIALI
SUL DECORSO DELLA MALATTIA 202**

**19 TABELLA 5: CONFRONTO TRA LE FORME DI
TERAPIA FISICA 203**

**20 TABELLA 6: PANORAMICA DELLE OPZIONI DI
TERAPIA FARMACOLOGICA PER L'OSTEOARTRITE ...204**

**21 TABELLA 7: STUDI CLINICI IN CORSO SU TERAPIE
INNOVATIVE PER L'OSTEOARTRITE (SELEZIONE) 206**

22	TABELLA 8: FATTORI PROGNOSTICI PER IL SUCCESSO DEL TRATTAMENTO DELL'OSTEOARTRITE	207
22	TABELLA 9: SINTESI DEI BIOMARCATORI PIÙ COMUNI NELLA TERAPIA DELL'OSTEOARTRITE	208
23	TABELLA 10: MISURE PREVENTIVE PER EVITARE E RITARDARE L'OSTEOARTRITE	209
24	TABELLA 11: RACCOMANDAZIONI DI TRATTAMENTO IN BASE ALLO STADIO DELL'OSTEOARTRITE	210
25	TABELLA 12: PANORAMICA DELLE PROCEDURE TERAPEUTICHE INNOVATIVE, TASSI DI SUCCESSO E LIVELLI DI EVIDENZA	211
26	BIBLIOGRAFIA COMPLETA	213

1. PRINCIPI GENERALI DELL'OSTEOARTRITE 213
2. TERAPIA FARMACOLOGICA CLASSICA 213
3. TERAPIA FISICA E APPARATIVA 214
4. TERAPIA NUTRIZIONALE E MICRONUTRIENTE 214
5. APPROCCI TERAPEUTICI RIGENERATIVI E BIOLOGICI 215
6. TERAPIE PSICOLOGICHE E COMPORTAMENTALI 215
7. TERAPIA INTERDISCIPLINARE E MULTIMODALE 216
8 MEDICINA PERSONALIZZATA E TERAPIA GENETICA 216

Note

- Questo libro ha una struttura modulare che permette di leggere ogni capitolo in modo indipendente senza dover necessariamente fare riferimento agli altri.

- Stato di lavorazione: aprile 2025

L'editore

Prefazione

Il trattamento dell'osteoartrite è oggi a un punto di svolta decisivo. Per decenni, questa malattia cronica degenerativa delle articolazioni è stata considerata un'inarrestabile compagna dell'invecchiamento, per la quale esisteva al massimo un sollievo dei sintomi, ma nessuna terapia efficace per influenzare il decorso della malattia. Gli antidolorifici, l'esercizio fisico e, nei casi più avanzati, la sostituzione chirurgica dell'articolazione dominavano le strategie terapeutiche.

Tuttavia, i rapidi progressi della ricerca medica, in particolare nei campi della medicina rigenerativa, della biologia molecolare e della terapia personalizzata, stanno aprendo prospettive completamente nuove. Procedure innovative come la terapia con cellule staminali, l'uso di esosomi, la modulazione dei fattori di rischio genetici e i moderni concetti di trattamento multimodale non solo consentono di alleviare efficacemente il dolore, ma mirano sempre più a rigenerare il tessuto cartilagineo danneggiato e a migliorare in modo duraturo la funzione articolare.

Questo libro è dedicato alla presentazione sistematica di questi nuovi e promettenti metodi di trattamento. Si rivolge a professionisti medici, ricercatori e pazienti interessati che desiderano avere una visione completa delle possibilità attuali e future della terapia dell'osteoartrite.

L'obiettivo è trasmettere conoscenze scientifiche fondate in modo generalmente comprensibile e allo stesso tempo tecnicamente preciso, classificare realisticamente le opportunità e i limiti delle moderne opzioni terapeutiche e fornire una prospettiva sugli sviluppi dei prossimi anni.

Che questo libro possa contribuire a sensibilizzare l'opinione pubblica sull'osteoartrite come malattia curabile e a rafforzare la speranza di una migliore qualità di vita, anche per chi soffre di una malattia grave.

1. Introduzione

1.1 Definizione e differenziazione dell'osteoartrite

L'osteoartrite è la malattia degenerativa delle articolazioni più comune al mondo ed è caratterizzata da una progressiva rottura non infiammatoria della cartilagine articolare, che porta a una compromissione funzionale e spesso anche a un notevole dolore. Con il progredire della malattia, non solo si assiste alla distruzione della cartilagine, ma anche a cambiamenti nelle strutture articolari vicine, in particolare l'osso subcondrale, la capsula articolare e i muscoli e legamenti circostanti. Questi processi sono generalmente irreversibili e hanno un impatto considerevole sulla qualità della vita della persona colpita.

Differenziare l'osteoartrite da altre malattie degenerative delle articolazioni è particolarmente importante, poiché sia gli approcci terapeutici che la prognosi possono variare notevolmente. Mentre l'osteoartrite è causata principalmente dal sovraccarico biomeccanico e dall'usura legata all'età, altre malattie, come l'artrite reumatoide o l'artropatia psoriasica, sono caratterizzate da processi infiammatori autoimmuni e sistemici. La differenziazione dall'osteonecrosi, in cui l'alterazione dell'afflusso di sangue all'osso porta al danno articolare, è essenziale anche per l'approccio terapeutico.

La classificazione internazionale si basa sulle linee guida dell'Organizzazione Mondiale della Sanità (OMS) ed è formalmente espressa nella versione corrente della Classificazione Internazionale delle Malattie (ICD-11). L'osteoartrite è riassunta con il codice FA00-FA19 e ulteriormente differenziata in base alle articolazioni interessate e al grado di gravità.

1.2 Sviluppo storico del trattamento dell'osteoartrite

Il trattamento dell'osteoartrite ha una storia lunga e travagliata, strettamente legata allo sviluppo generale della medicina. Già nell'antichità, studiosi come Ippocrate e Galeno si occupavano di alleviare i dolori articolari. Le misure terapeutiche dell'epoca si limitavano principalmente a trattamenti sintomatici, in particolare all'uso di estratti di erbe, massaggi e trattamenti termici.

Questi approcci furono approfonditi nel Medioevo, anche se le conoscenze mediche rimasero stagnanti e oscurate dalle idee mistico-religiose. Solo con l'avvento della medicina scientifica nel XIX secolo è iniziata una comprensione sistematica delle alterazioni artritiche. Lo sviluppo di apparecchiature a raggi X ha consentito per la prima volta una diagnostica per immagini che ha permesso di individuare le alterazioni patologiche dell'articolazione.

Un'importante pietra miliare è stata l'introduzione dei farmaci antinfiammatori non steroidei a metà del XX secolo, che hanno consentito un efficace trattamento sintomatico dei processi infiammatori e del dolore . Le procedure chirurgiche si sono sviluppate parallelamente, inizialmente sotto forma di osteotomie per la conservazione delle articolazioni e successivamente con l'introduzione delle endoprotesi. Negli ultimi due decenni si è assistito a un cambiamento di paradigma che si sta concentrando sempre più sulle terapie rigenerative e biologiche molecolari.

Questo cambiamento è il risultato di una più profonda comprensione dei complessi processi molecolari e cellulari coinvolti nell'osteoartrite, che ha aperto nuove prospettive terapeutiche. In particolare, i progressi nella ricerca sulle cellule staminali, nella medicina rigenerativa e nelle terapie personalizzate offrono approcci promettenti che vanno oltre il semplice trattamento dei sintomi e potrebbero effettivamente rallentare o addirittura invertire parzialmente la progressione della malattia.

1.3 Epidemiologia e significato socio-economico

L'osteoartrite è una delle malattie più diffuse a livello mondiale. Secondo le attuali indagini epidemiologiche, oltre 500 milioni di persone nel mondo sono affette da questa malattia. La prevalenza è particolarmente elevata nei Paesi industrializzati, strettamente legata ai cambiamenti demografici e all'aumento dei fattori di rischio come l'obesità e la mancanza di esercizio fisico.

La distribuzione per età e sesso mostra che le donne in postmenopausa sono particolarmente colpite, il che si spiega con i cambiamenti ormonali e la ridotta protezione da parte degli estrogeni. Mentre le articolazioni dell'anca e della colonna vertebrale sono particolarmente colpite negli uomini, le donne hanno una maggiore prevalenza di osteoartrite del ginocchio e del polso.

L'onere socio-economico dell'osteoartrite è considerevole. I costi diretti derivano da cure mediche, ricoveri ospedalieri e interventi chirurgici. Vi sono anche costi indiretti dovuti all'inabilità al lavoro, al pensionamento anticipato e alla perdita di produttività. Gli studi stimano che i costi annuali per i sistemi sanitari europei siano a due cifre.

Oltre alle conseguenze economiche, la malattia ha un impatto considerevole sulla qualità della vita delle persone colpite. Il dolore cronico, la mobilità limitata e l'associata perdita di partecipazione sociale spesso portano a malattie mentali di accompagnamento, come depressione e disturbi d'ansia. L'osteoartrite non è quindi solo una malattia fisica, ma anche un problema socio-sanitario che richiede un approccio interdisciplinare al trattamento.

1.4 Rilevanza dei metodi di trattamento innovativi nel contesto medico

Alla luce dell'efficacia limitata e degli effetti collaterali talvolta considerevoli dei metodi di trattamento convenzionali, la richiesta di metodi di trattamento innovativi, causalmente efficaci e tollerabili a lungo termine sta diventando sempre più forte. Le terapie convenzionali, che si limitano ad alleviare il dolore e a migliorare la mobilità, non offrono una soluzione sostenibile alla progressione della malattia.

Lo sviluppo demografico, con un continuo aumento delle fasce di popolazione più anziane, sta portando a un numero crescente di pazienti multimorbidi e spesso non più adatti a procedure chirurgiche invasive.

I metodi di trattamento innovativi che mirano alle cause molecolari della malattia aprono prospettive completamente nuove. Questi includono principalmente procedure rigenerative come le cellule staminali e la terapia genica, l'uso mirato di biologici e anticorpi monoclonali e l'uso di moderni impianti biotecnologici. Anche i metodi non invasivi, come l'uso di applicazioni digitali per la salute, programmi di esercizio fisico personalizzati e terapie del dolore innovative, stanno contribuendo a migliorare i risultati del trattamento.

Alla luce di questi sviluppi, la collaborazione interdisciplinare tra ortopedia, reumatologia, biologia molecolare, farmacologia, medicina riabilitativa ed economia sanitaria sta diventando sempre più importante. Solo attraverso una comprensione completa dei processi biologici sottostanti e la considerazione delle esigenze individuali dei pazienti è possibile realizzare un trattamento sostenibile ed efficace dell'osteoartrite.

2. Fisiopatologia e basi molecolari dell'osteoartrite

2.1 Principi anatomici e funzionali della cartilagine articolare

2.1.1 Struttura e proprietà della cartilagine ialina

La cartilagine ialina è la forma di tessuto cartilagineo più comune nel corpo umano e riveste le superfici articolari di tutte le articolazioni diartrodiali (mobili). È caratterizzata da una struttura liscia, simile al vetro, che consente un movimento a basso attrito delle superfici articolari.

La matrice extracellulare, che costituisce oltre il 95% del volume della cartilagine, è composta principalmente da collagene di tipo II, proteoglicani come l'aggrecano e un'elevata concentrazione di acqua. Questa matrice è suddivisa in quattro strati funzionalmente diversi: la zona superficiale, la zona di transizione, la zona più profonda e la zona calcificata. Ognuno di questi strati presenta una disposizione specifica delle fibre collagene e una diversa concentrazione di condrociti.

Le particolari proprietà biomeccaniche della cartilagine ialina, come l'elasticità sotto pressione e l'elevata capacità di carico, derivano dalla complessa interazione tra le fibrille di collagene e la matrice altamente viscosa ricca di proteoglicani.

2.1.2 Funzione della sinovia e della capsula articolare

La membrana sinoviale, nota anche come sinovia, riveste la cavità articolare e produce il liquido sinoviale. Questo liquido non solo è responsabile della lubrificazione delle superfici articolari, ma è anche l'unica fonte di nutrimento per i condrociti avascolari.

La capsula articolare circonda l'articolazione e ne stabilizza la struttura. È costituita da un apparato fibroso esterno e da una membrana sinoviale interna. L'integrità della capsula articolare è fondamentale per mantenere la pressione intra-articolare e garantire la diffusione dei nutrienti nella cartilagine.

2.2 Cambiamenti fisiopatologici nell'osteoartrite

2.2.1 Degenerazione del tessuto cartilagineo

Il processo patologico inizia solitamente con uno squilibrio tra processi metabolici catabolici e anabolici nella cartilagine. La capacità dei condrociti di sintetizzare nuovi componenti della matrice diminuisce, mentre aumenta la degradazione da parte delle metalloproteinasi della matrice e di altri enzimi proteolitici.

Al microscopio, i primi segni di degenerazione sono rappresentati da sottili fessure e da una superficie ruvida della cartilagine. Con il progredire della malattia, si sviluppano fessure più profonde, che possono estendersi alla zona della cartilagine calcificata e infine all'osso subcondrale.

2.2.2 Cambiamenti nell'osso subcondrale

Con la perdita della cartilagine, l'osso subcondrale è direttamente esposto a sollecitazioni meccaniche. Questo porta a una compattazione reattiva dell'osso, nota come sclerosi subcondrale.

Inoltre, le cisti subcondrali si formano per l'accumulo di liquido sinoviale in aree indebolite dell'osso. Queste cisti contribuiscono all'instabilità e all'ulteriore distruzione dell'architettura articolare.

2.2.3 Formazione di osteofiti

Un'altra caratteristica dell'osteoartrite è la formazione di osteofiti, escrescenze ossee ai bordi dell'articolazione. Questi si sviluppano come reazione biomeccanica di compensazione dell'organismo per allargare la superficie articolare e distribuire meglio il carico.

Sebbene gli osteofiti possano aumentare la stabilità dell'articolazione a breve termine, a lungo termine contribuiscono a limitare la mobilità dell'articolazione e sono spesso associati a una dolorosa irritazione dei tessuti molli circostanti.

2.3 Meccanismi molecolari della degenerazione della cartilagine

2.3.1 Squilibrio tra anabolismo e catabolismo

Nella cartilagine sana esiste un equilibrio dinamico tra i processi anabolici (costruzione) e catabolici (rottura). Questo equilibrio è significativamente disturbato nell'osteoartrite. I processi anabolici, controllati da fattori di crescita come il fattore di crescita insulino-simile 1 (IGF-1) e il fattore di crescita trasformante-beta (TGF-β), sono ridotti o le loro vie di segnalazione sono disregolate.

Allo stesso tempo, dominano i meccanismi catabolici che guidano la degradazione della matrice extracellulare. Questi processi catabolici sono promossi principalmente da citochine proinfiammatorie come l'interleuchina-1β (IL-1β) e il fattore di necrosi tumorale-α (TNF-α), che innescano la sovraespressione delle metalloproteinasi della matrice (MMP) e dell'ADAMTS (A Disintegrin And Metalloproteinase with Thrombospondin Motifs).

2.3.2 Ruolo delle metalloproteinasi di matrice (MMP)

Le metalloproteinasi della matrice sono una famiglia di enzimi responsabili della degradazione della matrice extracellulare. In particolare, le MMP-1, MMP-3 e MMP-13 svolgono un ruolo centrale nella patogenesi dell'osteoartrite. La MMP-13, nota anche come collagenasi 3, è l'enzima più importante nella degradazione del collagene di tipo II, il componente principale della cartilagine.

In condizioni fisiologiche, l'attività delle MMP è controllata dagli inibitori tissutali delle metalloproteinasi (TIMP). Nell'osteoartrite, questo equilibrio è alterato, per cui prevale l'attività catabolica e la matrice cartilaginea viene sempre più distrutta.

2.3.3 Apoptosi dei condrociti

Il tasso di morte cellulare programmata dei condrociti è significativamente aumentato nell'osteoartrite. L'apoptosi è innescata da una serie di fattori, tra cui fattori di stress ossidativo, citochine proinfiammatorie e sovraccarico meccanico.

La perdita di condrociti è particolarmente critica in quanto sono l'unico tipo di cellula della cartilagine responsabile del mantenimento e della rigenerazione della matrice. Con l'aumento dell'apoptosi dei condrociti, l'omeostasi della matrice si deteriora irreversibilmente, accelerando ulteriormente il processo degenerativo.

2.4 Ruolo dei mediatori infiammatori e delle citochine

2.4.1 Fattore di necrosi tumorale-α (TNF-α) e interleuchina-1β (IL-1β)

Queste due citochine sono le principali protagoniste della cascata infiammatoria dell'osteoartrite. Il TNF-α e l'IL-1β promuovono la produzione di MMP e allo stesso tempo sopprimono la sintesi di importanti componenti della matrice, come il collagene di tipo II e l'aggrecano.

Entrambe le citochine attivano anche la via di segnalazione NF-κB, che svolge un ruolo chiave nella regolazione dell'infiammazione. Attraverso questa via di segnalazione vengono attivati numerosi geni pro-infiammatori, che intensificano ulteriormente il processo infiammatorio e di degradazione.

2.4.2 Coinvolgimento dell'interleuchina-6 (IL-6) e dell'interleuchina-17 (IL-17)

L'IL-6 ha un ruolo decisivo nel mediare i processi infiammatori sistemici e contribuisce alla differenziazione delle cellule T helper di tipo Th17, che a loro volta inducono la produzione di IL-17.

L'IL-17 è una citochina fortemente pro-infiammatoria che è stata trovata aumentata nel tessuto articolare nell'osteoartrite. Promuove la formazione delle MMP, intensifica la reazione infiammatoria locale e contribuisce alla degradazione della cartilagine.

2.4.3 Significato dell'infiammazione cronica di basso grado

L'"infiammazione di basso grado" descrive un'attività infiammatoria persistente e subclinica che non raggiunge l'intensità dell'infiammazione acuta, ma che tuttavia contribuisce in modo continuo al danno tissutale.

Questa forma di infiammazione è caratteristica dell'osteoartrite ed è mantenuta dalla continua attivazione di cellule sinoviali, macrofagi e condrociti. Il continuo rilascio di mediatori infiammatori porta a un processo degenerativo autorinforzante che colpisce sia la cartilagine che la sostanza ossea.

2.5 Fattori di influenza genetica ed epigenetica

2.5.1 Identificazione dei fattori di rischio genetici

La predisposizione genetica svolge un ruolo significativo nello sviluppo dell'osteoartrite. Numerosi studi di associazione genomica (GWAS) hanno identificato specifiche varianti geniche associate a un aumento del rischio di osteoartrite.

I fattori di rischio genetici più significativi includono polimorfismi nel gene COL2A1, che codifica per il collagene di tipo II, un componente principale della matrice della cartilagine.

Le alterazioni di questo gene compromettono la stabilità e la resistenza della cartilagine.

Altri geni rilevanti sono ACAN, che regola la sintesi dell'aggrecano, e MMP13, responsabile dell'espressione degli enzimi che degradano la matrice. Inoltre, i geni che modulano la risposta infiammatoria, come IL1B e TNFA, svolgono un ruolo decisivo nella predisposizione all'osteoartrite.

2.5.2 Ruolo dei microRNA e della regolazione epigenetica

I meccanismi epigenetici regolano l'espressione genica senza modificare la sequenza del DNA. Le modifiche epigenetiche più importanti comprendono la metilazione del DNA, le modifiche degli istoni e l'attività degli RNA non codificanti, in particolare dei microRNA.

I microRNA sono brevi molecole di RNA che sopprimono la traduzione di alcuni geni. Nella ricerca sull'osteoartrite, i microRNA-140 e i microRNA-146 sono di particolare interesse. Mentre il microRNA-140 ha un effetto protettivo sull'omeostasi della cartilagine, il microRNA-146 è associato alla regolazione dei processi infiammatori e all'inibizione degli enzimi catabolici.

Le alterazioni del pattern di metilazione del DNA portano anche alla disregolazione di importanti geni responsabili della sintesi dei componenti della cartilagine e del controllo delle reazioni infiammatorie. Questi cambiamenti epigenetici sono potenzialmente reversibili, il che li rende un promettente bersaglio terapeutico.

2.6 Importanza dei segnali dell'osso subcondrale

2.6.1 Vascolarizzazione e angiogenesi nell'osso subcondrale

L'osso subcondrale subisce profondi cambiamenti strutturali e funzionali nel corso dell'osteoartrite. L'angiogenesi, cioè la formazione di nuovi vasi sanguigni, svolge un ruolo centrale in questo processo.

Queste aree neovascolarizzate spesso penetrano nel tessuto cartilagineo in degenerazione e contribuiscono non solo all'aumento dell'infiammazione, ma anche alla sensibilità al dolore patologico. Parallelamente all'angiogenesi, si verifica la neoinnervazione, cioè la formazione di nuove fibre nervose, che intensificano ulteriormente il meccanismo del dolore.

2.6.2 Meccanotrasduzione e processi di rimodellamento osseo

La meccanotrasduzione descrive il processo attraverso il quale lo stress meccanico viene convertito in segnali biochimici che regolano l'attività di osteoblasti e osteoclasti.

Questa regolazione finemente equilibrata è disturbata nell'osteoartrite. Il carico cronico scorretto porta a un aumento dell'attività degli osteoclasti, che promuovono il riassorbimento osseo, mentre allo stesso tempo la rigenerazione ossea osteoblastica è scoordinata e di qualità inferiore.

Il risultato è una sclerosi subcondrale con un'architettura ossea alterata, che danneggia ulteriormente la cartilagine articolare in quanto viene meno la naturale funzione di assorbimento degli urti dell'osso. Questi cambiamenti portano a una distribuzione anomala del carico, che accelera ulteriormente la degradazione della cartilagine.

2.7 Meccanismi del dolore nell'osteoartrite

2.7.1 Componenti del dolore nocicettivo e neuropatico

Il dolore nell'osteoartrite è causato da meccanismi sia nocicettivi che neuropatici. Il dolore nocicettivo deriva dalla stimolazione diretta dei recettori del dolore da parte dello stress meccanico e dei mediatori infiammatori nella sinovia e nella capsula articolare.

Il dolore neuropatico si verifica quando la progressiva degradazione dei tessuti e l'angiogenesi causano la crescita di nuove fibre nervose in regioni precedentemente insensibili al dolore, come la cartilagine degenerata e l'osso subcondrale.

2.7.2 Sensibilizzazione centrale e cronicizzazione del dolore

Il dolore cronico provoca un cambiamento neuroplastico nel sistema nervoso centrale, noto come sensibilizzazione centrale.

Questa condizione è caratterizzata da un aumento persistente dell'eccitabilità delle cellule nervose nel midollo spinale e nel cervello, che porta a un'aumentata sensibilità al dolore (iperalgesia) e alla percezione del dolore in risposta a stimoli non dolorosi (allodinia).

La sensibilizzazione centrale svolge un ruolo decisivo nella cronicizzazione del dolore e rende particolarmente complesso il trattamento dell'osteoartrite, poiché la sintomatologia dolorosa può persistere anche se il danno strutturale è già stato trattato.

2.7.3 Ruolo dei processi neuroinfiammatori

I processi neuroinfiammatori sono infiammazioni del sistema nervoso innescate dall'attivazione delle cellule microgliali e degli astrociti nel midollo spinale e nel cervello.

Queste cellule rilasciano citochine pro-infiammatorie, che aumentano ulteriormente l'eccitabilità delle cellule nervose e la sensibilità al dolore.

Questi meccanismi spiegano perché gli antidolorifici che hanno solo un effetto periferico spesso non forniscono un sollievo sufficiente nell'osteoartrite cronica. Una terapia efficace del dolore deve quindi affrontare anche i meccanismi d'azione centrali e avere un approccio multimodale.

2.8 Bibliografia (Capitoli 1 e 2)

Altman, R. D. e Gold, G. E. (2007). Atlante delle caratteristiche radiografiche individuali nell'osteoartrite, rivisto. *Osteoarthritis and Cartilage*, 15, A1-A56.
https://doi.org/10.1016/j.joca.2006.11.009

Bijlsma, J. W., Berenbaum, F., & Lafeber, F. P. (2011). Osteoartrite: un aggiornamento con rilevanza per la pratica clinica. *The Lancet*, 377(9783), 2115-2126. https://doi.org/10.1016/S0140-6736(11)60243-2

Blagojevic, M., Jinks, C., Jeffery, A., & Jordan, K. P. (2010). Fattori di rischio per l'insorgenza dell'osteoartrite del ginocchio negli anziani: una revisione sistematica e una meta-analisi. *Osteoarthritis and Cartilage*, 18(1), 24-33. https://doi.org/10.1016/j.joca.2009.08.010

Berenbaum, F. (2013). L'osteoartrite come malattia infiammatoria (l'osteoartrite non è l'osteoartrosi!). *Osteoarthritis and Cartilage*, 21(1), 16-21. https://doi.org/10.1016/j.joca.2012.11.012

Buckwalter, J. A. e Mankin, H. J. (1998). Cartilagine articolare: struttura del tessuto e interazioni condrociti-matrice. *Lezioni del corso di formazione*, 47, 477-486.

Dieppe, P. A. e Lohmander, L. S. (2005). Patogenesi e gestione del dolore nell'osteoartrite. *The Lancet*, 365(9463), 965-973. https://doi.org/10.1016/S0140-6736(05)71086-2

Felson, D. T., & Neogi, T. (2018). Osteoartrite: è una malattia della cartilagine o dell'osso? *Artrite e Reumatologia*, 70(4), 626-631. https://doi.org/10.1002/art.40423

Glyn-Jones, S., Palmer, A. J., Agricola, R., Price, A. J., Vincent, T. L., Weinans, H., & Carr, A. J. (2015). Osteoartrite. *The Lancet*, 386(9991), 376-387. https://doi.org/10.1016/S0140-6736(14)60802-3

Goldring, M. B. e Goldring, S. R. (2007). Osteoartrite. *Journal of Cellular Physiology*, 213(3), 626-634. https://doi.org/10.1002/jcp.21258

Hunter, D. J. e Bierma-Zeinstra, S. (2019). Osteoartrite. *The Lancet*, 393(10182), 1745-1759. https://doi.org/10.1016/S0140-6736(19)30417-9

Loeser, R. F., Goldring, S. R., Scanzello, C. R., & Goldring, M. B. (2012). Osteoartrite: una malattia dell'articolazione come organo. *Artrite & Reumatismo*, 64(6), 1697-1707. https://doi.org/10.1002/art.34453

Lotz, M., Loeser, R. F. (2012). Effetti dell'invecchiamento sull'omeostasi della cartilagine articolare. *Bone*, 51(2), 241-248. https://doi.org/10.1016/j.bone.2012.03.023

Neogi, T. (2013). Epidemiologia e impatto del dolore nell'osteoartrite. *Osteoarthritis and Cartilage*, 21(9), 1145-1153. https://doi.org/10.1016/j.joca.2013.03.018

Sandell, L. J. e Aigner, T. (2001). Cartilagine articolare e cambiamenti nell'artrite: biologia cellulare dell'osteoartrite. *Arthritis Research*, 3(2), 107-113. https://doi.org/10.1186/ar148

Sharma, L. (2021). Osteoartrite del ginocchio. *The New England Journal of Medicine*, 384(1), 51-59. https://doi.org/10.1056/NEJMcp1903768

Vincent, T. L. (2019). Meccanoadattamento e segnalazione meccanica nell'osteoartrite. *Current Opinion in Rheumatology*, 31(1), 80-85. https://doi.org/10.1097/BOR.0000000000000567

Zhu, S., Zhu, J., Zhen, G., Hu, Y., An, S., Li, Y., & Qin, L. (2019). Rimodellamento dell'osso subcondrale nell'osteoartrite: nuovi bersagli terapeutici per arrestare la progressione della malattia. *Bone Research*, 7(1), 1-15. https://doi.org/10.1038/s41413-019-0050-x

3. Classificazione e procedure diagnostiche

3.1 Classificazione dell'osteoartrite in base a localizzazione e gravità

3.1.1 Classificazione secondo Kellgren e Lawrence

La classificazione di Kellgren e Lawrence è il sistema radiologico più utilizzato in tutto il mondo per classificare la gravità dell'osteoartrite. È stata sviluppata nel 1957 e si basa sull'entità dei cambiamenti degenerativi visibili nelle immagini radiografiche delle articolazioni interessate.

Il sistema comprende cinque gradi:

- Grado 0: nessun segno radiologico di osteoartrite.

- Grado 1: dubbio restringimento dello spazio articolare minore e possibile formazione di osteofiti.

- Grado 2: osteofiti significativi e possibile restringimento incipiente dello spazio articolare.

- Grado 3: moderato restringimento dello spazio articolare, osteofiti multipli, possibile sclerosi dell'osso subcondrale.

- Grado 4: grave distruzione dell'articolazione con marcato restringimento dello spazio articolare, osteofiti di grandi dimensioni e sclerosi, deformazione delle superfici articolari.

Questa classificazione è particolarmente importante per gli studi epidemiologici, in quanto offre confronti standardizzati. Tuttavia, non tiene conto dei sintomi clinici o delle limitazioni funzionali del paziente.

3.1.2 Rilevanza clinica degli stadi precoci, medi e tardivi

La categorizzazione in stadi precoci, medi e tardivi si è affermata nella pratica clinica, in quanto consente una selezione differenziata delle misure terapeutiche.

- Nelle fasi iniziali, spesso sono presenti solo lievi alterazioni strutturali della cartilagine, che non sempre sono clinicamente associate al dolore. In questa fase, ci sono le migliori possibilità di influenzare positivamente il decorso della malattia attraverso misure conservative e approcci di terapia rigenerativa.

- Nello stadio intermedio, i cambiamenti degenerativi sono già più pronunciati. Lo strato cartilagineo è notevolmente ridotto e si possono rilevare i primi osteofiti e la sclerosi subcondrale. I pazienti riferiscono sempre più spesso dolore dipendente dal carico e limitazioni del movimento.

- Nello stadio avanzato, la struttura articolare è gravemente danneggiata. Lo spazio articolare è gravemente ristretto o non più riconoscibile, la formazione di osteofiti è pronunciata e la deformazione ossea è avanzata. Questa fase è caratterizzata da dolore permanente, dolore a riposo e una notevole limitazione della mobilità. L'intervento chirurgico è spesso l'unica indicazione rimasta.

3.2 Procedure di imaging

3.2.1 Radiografia convenzionale: indicazioni e limiti

Le radiografie convenzionali sono ancora l'esame standard per la diagnosi iniziale dell'osteoartrite. Consente di valutare il restringimento dello spazio articolare, la formazione di osteofiti, la sclerosi subcondrale e le cisti subcondrali.

I suoi vantaggi risiedono nell'ampia disponibilità, nel basso costo e nella valutazione standardizzata. I limiti sono rappresentati dal fatto che non è possibile rilevare i danni precoci alla cartilagine e le alterazioni dei tessuti molli. Soprattutto nelle fasi iniziali dell'osteoartrite, le immagini radiografiche sono spesso irrilevanti, anche se esiste già un danno strutturale della cartilagine.

3.2.2 Risonanza magnetica: visualizzazione della cartilagine e diagnosi precoce

La risonanza magnetica (RM) è il gold standard per la diagnosi precoce dell'osteoartrite, in quanto è in grado di visualizzare in dettaglio sia le strutture articolari sia i tessuti molli.

Le moderne tecniche di risonanza magnetica, come la mappatura T2 e la tecnologia dGEMRIC, consentono di valutare quantitativamente la qualità e la composizione biochimica della cartilagine. Ciò significa che la perdita di proteoglicani nella cartilagine può essere rilevata precocemente, prima che i cambiamenti morfologici diventino visibili.

La RM è particolarmente indicata per valutare la sinovite, l'edema dell'osso subcondrale e l'integrità della capsula articolare. Questi risultati sono significativi dal punto di vista prognostico in quanto forniscono informazioni sulla progressione della malattia.

3.2.3 Tomografia computerizzata: analisi delle strutture subcondrali

La tomografia computerizzata (TC) è utilizzata principalmente per la valutazione dettagliata dell'osso subcondrale, in particolare nel caso di deformità articolari complesse o nella pianificazione preoperatoria.

La TC ad alta risoluzione può essere utilizzata per visualizzare con precisione l'architettura tridimensionale dell'articolazione. L'artrografia TC, in cui un agente di contrasto viene iniettato direttamente nell'articolazione, consente inoltre di visualizzare con precisione i danni alla cartilagine e le lesioni al menisco, in particolare nell'articolazione del ginocchio.

3.2.4 Ecografia: diagnostica dei tessuti molli e rilevamento di versamenti articolari

L'ecografia è un valido strumento diagnostico per valutare le alterazioni dei tessuti molli, i versamenti e l'infiammazione sinoviale.

Le moderne sonde ad alta frequenza possono essere utilizzate per rilevare in modo affidabile versamenti articolari, cisti di Baker, ispessimenti sinoviali e osteofiti. La tecnica Power Doppler consente inoltre di visualizzare la vascolarizzazione sinoviale e quindi di valutare l'attività infiammatoria.

Uno dei principali vantaggi degli ultrasuoni è la possibilità di un esame dinamico durante i movimenti funzionali e il loro utilizzo come guida per le iniezioni intra-articolari.

3.3 Diagnostica di laboratorio e ricerca sui biomarcatori

3.3.1 Marcatori di infiammazione: CRP, interleuchine

Sebbene l'osteoartrite sia considerata principalmente una malattia degenerativa, i processi infiammatori sistemici e locali sono fattori di influenza significativi nel decorso della malattia. Nella diagnostica di laboratorio, la determinazione della proteina C-reattiva (CRP) svolge un ruolo importante, in particolare nella differenziazione dalle malattie reumatiche infiammatorie.

Valori elevati di CRP indicano processi infiammatori attivi, ma la CRP nell'osteoartrite è di solito solo leggermente elevata o rientra nel range di normalità, anche in caso di florida infiammazione sinoviale.

Inoltre, sta diventando sempre più importante la determinazione di citochine specifiche come l'interleuchina-1β (IL-1β), l'interleuchina-6 (IL-6) e il fattore di necrosi tumorale-α

(TNF-α). Questi marcatori sono spesso elevati localmente nel tessuto sinoviale e nel liquido sinoviale, il che consente di trarre conclusioni sull'attività infiammatoria dell'articolazione.

3.3.2 Prodotti specifici di degradazione della cartilagine e dell'osso (COMP, CTX-II)

Un obiettivo centrale della moderna ricerca sull'osteoartrite è la definizione di biomarcatori che consentano la diagnosi precoce, la valutazione della progressione della malattia e la valutazione degli effetti del trattamento.

La proteina della matrice oligomerica della cartilagine (COMP) è un importante marcatore della degenerazione della cartilagine. Livelli elevati di COMP nel sangue sono correlati all'entità della degenerazione della cartilagine e alla progressione della malattia.

Un altro importante biomarcatore è il C-telopeptide del collagene di tipo II (CTX-II), che indica la degradazione del collagene di tipo II nella cartilagine. Livelli elevati di CTX-II nelle urine o nel siero indicano un processo degenerativo attivo.

Sebbene questi biomarcatori siano ancora in fase di validazione scientifica, nel prossimo futuro potrebbero diventare strumenti importanti per il trattamento personalizzato dell'osteoartrite.

3.3.3 Prospettive future della diagnostica personalizzata

La diagnostica futura si baserà sempre più su profili di biomarcatori individualizzati per fornire informazioni precise sulla prognosi e sulla risposta individuale al trattamento.

Oltre alle proteine, vengono utilizzati anche marcatori genetici ed epigenetici come i microRNA e i profili dei metaboliti. Il collegamento di questi dati nel senso di un'analisi multi-omica (genomica, proteomica, metabolomica) consentirà di pianificare una terapia individualizzata in grado di influenzare in modo specifico il decorso della malattia.

3.4 Diagnostica funzionale e test clinici

3.4.1 Analisi dell'andatura e diagnostica del movimento

La diagnostica funzionale svolge un ruolo importante nella valutazione dell'osteoartrite, in quanto fornisce dati oggettivi sulle sollecitazioni biomeccaniche e sui modelli di movimento.

L'analisi strumentale dell'andatura utilizza piastre di pressione, sistemi di analisi del movimento 3D e tecnologia dei sensori per registrare con precisione i parametri dell'andatura, come la lunghezza del passo, le fasi di stance, le asimmetrie e i carichi articolari.

L'analisi dell'andatura è di particolare rilevanza clinica quando si valuta il guadagno funzionale post-operatorio o si riconosce un carico compensatorio scorretto.

3.4.2 Test di funzionalità clinica: WOMAC, indice di Lequesne

La registrazione standardizzata dei sintomi, delle limitazioni funzionali e della qualità di vita viene effettuata utilizzando punteggi clinici validati.

Il Western Ontario and McMaster Universities Osteoarthritis Index (WOMAC) è il questionario internazionale più comunemente utilizzato per misurare il dolore, la rigidità articolare e la funzione fisica.

L'indice di Lequesne è un altro punteggio consolidato, utilizzato specificamente per registrare le limitazioni funzionali nell'osteoartrite dell'anca e del ginocchio. Questi test sono facili da usare, riproducibili e vengono utilizzati sia nella pratica clinica di routine che negli studi scientifici.

3.4.3 Puntura dell'articolazione e analisi del liquido sinoviale

La puntura di un'articolazione interessata può perseguire obiettivi sia diagnostici che terapeutici.

L'analisi del liquido sinoviale fornisce informazioni preziose sul grado di infiammazione e sul meccanismo della malattia. Vengono analizzati i seguenti parametri:

- Conta e differenziazione delle cellule (per distinguere tra processi infettivi e infiammatori)
- Viscosità del liquido sinoviale
- Rilevazione dei cristalli (per la diagnosi differenziale di gotta o pseudogotta)

- Analisi biochimica dell'infiammazione e dei prodotti di degradazione

La puntura dell'articolazione può essere utilizzata anche a scopo terapeutico per alleviare grandi versamenti o come preparazione per iniezioni intra-articolari.

3.5 Uso dell'intelligenza artificiale nella diagnostica

3.5.1 Analisi delle immagini supportata dall'intelligenza artificiale

L'intelligenza artificiale (AI) sta rivoluzionando sempre più la diagnosi radiologica dell'osteoartrite. Gli algoritmi di apprendimento profondo vengono utilizzati per analizzare automaticamente i dati delle immagini, ottenendo una maggiore precisione diagnostica e un'analisi più rapida.

I programmi supportati dall'intelligenza artificiale sono in grado di rilevare cambiamenti anche minimi nella struttura articolare, appena visibili all'osservatore umano. Possono inoltre produrre analisi quantitative dello spessore della cartilagine, dello spazio articolare e della formazione di osteofiti che sono oggettivamente riproducibili.

3.5.2 Modelli predittivi per la progressione della malattia

Un campo di applicazione chiave dell'IA è lo sviluppo di modelli predittivi in grado di fare previsioni sul decorso individuale di una malattia sulla base di grandi quantità di dati e di complesse procedure statistiche.

Questi modelli integrano dati di imaging, parametri clinici, profili di biomarcatori e informazioni genetiche. Su questa base, è possibile creare analisi del rischio personalizzate che consentono di intervenire precocemente sui pazienti particolarmente a rischio.

3.5.3 Opportunità e limiti della diagnostica digitale

L'integrazione dell'IA nella diagnostica medica offre enormi opportunità, in particolare per quanto riguarda il miglioramento della diagnosi precoce e l'ottimizzazione delle decisioni terapeutiche personalizzate.

Tuttavia, esistono anche dei limiti. La qualità delle analisi dell'IA dipende in larga misura dalla qualità e dalla varietà dei dati sottostanti. Inoltre, devono essere chiarite le questioni etiche relative alla sicurezza dei dati, alla loro protezione e alla responsabilità delle decisioni mediche.

Il futuro richiederà una stretta interazione tra uomo e macchina, con l'IA che supporterà i medici ma non li sostituirà.

3. Bibliografia (Capitolo 3)

Altman, R. D. e Gold, G. E. (2007). Atlante delle caratteristiche radiografiche individuali nell'osteoartrite, rivisto. *Osteoarthritis and Cartilage*, 15(Supplement A), A1-A56. https://doi.org/10.1016/j.joca.2006.11.009

Buckland-Wright, C. (2004). Cambiamenti dell'osso subcondrale nell'osteoartrite della mano e del ginocchio rilevati dalla radiografia. *Osteoarthritis and Cartilage*, 12(Supplement A), S10-S19. https://doi.org/10.1016/j.joca.2003.10.017

Crema, M. D., Roemer, F. W. e Guermazi, A. (2011). Tecniche di imaging per l'osteoartrite. *Best Practice & Research Clinical Rheumatology*, 24(6), 771-788. https://doi.org/10.1016/j.berh.2010.11.005

Felson, D. T., McLaughlin, S., Goggins, J., et al. (2003). Edema del midollo osseo e sua relazione con la progressione dell'osteoartrite del ginocchio. *Annali di Medicina Interna*, 139(5_Parte_1), 330-336. https://doi.org/10.7326/0003-4819-139-5_Part_1-200309020-00007

Hunter, D. J. e Bierma-Zeinstra, S. (2019). Osteoartrite. *The Lancet*, 393(10182), 1745-1759. https://doi.org/10.1016/S0140-6736(19)30417-9

Kellgren, J. H. e Lawrence, J. S. (1957). Valutazione radiologica dell'osteoartrosi. *Annali delle Malattie Reumatiche*, 16(4), 494-502. https://doi.org/10.1136/ard.16.4.494

Knoop, J., van der Leeden, M., van der Esch, M., et al. (2011). Associazione della forza muscolare inferiore con l'instabilità del ginocchio auto-riferita nell'osteoartrite del ginocchio: risultati dalla Amsterdam Osteoarthritis Cohort. *Arthritis Care & Research*, 63(1), 31-38. https://doi.org/10.1002/acr.20339

Loeser, R. F. (2010). Cambiamenti legati all'età nel sistema muscolo-scheletrico e sviluppo dell'osteoartrite. *Clinics in*

Geriatric Medicine, 26(3), 371-386. https://doi.org/10.1016/j.cger.2010.03.002

McAlindon, T. E., Driban, J. B., Henrotin, Y., et al. (2014). Biomarcatori per l'osteoartrite: stato attuale e prospettive per il futuro. *Annali delle Malattie Reumatiche*, 73(1), 8-14. https://doi.org/10.1136/annrheumdis-2013-203726

Neogi, T. (2013). Epidemiologia e impatto del dolore nell'osteoartrite. *Osteoarthritis and Cartilage*, 21(9), 1145-1153. https://doi.org/10.1016/j.joca.2013.03.018

Roemer, F. W., Eckstein, F., Hayashi, D., et al. (2014). Il ruolo della diagnostica per immagini nell'osteoartrite. *Best Practice & Research Clinical Rheumatology*, 28(1), 31-60. https://doi.org/10.1016/j.berh.2014.01.001

Schiphof, D., van Middelkoop, M., de Klerk, B. M., et al. (2013). La validità delle definizioni radiografiche dell'osteoartrite del ginocchio: l'influenza delle caratteristiche cliniche. *Osteoarthritis and Cartilage*, 21(8), 1100-1106. https://doi.org/10.1016/j.joca.2013.05.004

Vincent, T. L., & Watt, F. M. (2014). Osteoartrite. *Medicina*, 42(4), 187-190. https://doi.org/10.1016/j.mpmed.2014.01.006

Zhao, X., Shah, D., Gandhi, K., Wei, W., & Dwibedi, N. (2019). Onere clinico, umanistico ed economico dell'osteoartrite tra gli adulti non istituzionalizzati negli Stati Uniti. *Osteoarthritis and Cartilage*, 27(11), 1618-1626. https://doi.org/10.1016/j.joca.2019.07.006

4. Metodi di trattamento convenzionali - una valutazione critica

4.1 Terapia farmacologica

4.1.1 Farmaci antinfiammatori non steroidei (FANS): Meccanismi d'azione e rischi

I FANS sono i farmaci più comunemente utilizzati per il trattamento sintomatico dell'osteoartrite. Agiscono principalmente inibendo gli enzimi ciclossigenasi (COX-1 e COX-2), che sopprimono la sintesi delle prostaglandine, mediatori centrali del dolore e della reazione infiammatoria.

Mentre la COX-1 regola principalmente le funzioni fisiologiche del tratto gastrointestinale, dei reni e della coagulazione del sangue, la COX-2 è responsabile soprattutto della risposta infiammatoria.

Gli inibitori selettivi della COX-2 (ad esempio celecoxib, etoricoxib) sono stati sviluppati per minimizzare gli effetti collaterali gastrointestinali dei FANS non selettivi (ad esempio ibuprofene, diclofenac, naprossene). Tuttavia, l'uso a lungo termine rimane problematico.

Gli effetti collaterali più comuni sono

- Disturbi gastrointestinali fino a ulcere ed emorragie

- Rischi cardiovascolari, in particolare con gli inibitori selettivi della COX-2

- Danno renale e disturbi elettrolitici

- Aumento del rischio di eventi tromboembolici

I FANS devono quindi essere utilizzati solo quando chiaramente indicato, nella dose efficace più bassa possibile e per il periodo di tempo più breve possibile.

4.1.2 Iniezioni di corticosteroidi: Indicazioni ed effetti a lungo termine

I corticosteroidi vengono spesso iniettati per via intra-articolare per alleviare gli episodi infiammatori acuti e il dolore. Hanno un forte effetto antinfiammatorio inibendo la fosfolipasi A2 e quindi la cascata dell'acido arachidonico.

Le indicazioni tipiche sono

- Infiammazione sinoviale acuta con formazione di versamento

- Infiammazione reattiva dovuta a sovraccarico meccanico

- Una soluzione transitoria a breve termine, in attesa dell'effetto di altre terapie.

A lungo termine, le iniezioni di corticosteroidi devono essere considerate in modo critico. Gli studi dimostrano che con l'uso ripetuto hanno un effetto negativo sulla struttura della cartilagine e possono accelerare la progressione dell'osteoartrite. Il numero di iniezioni per articolazione dovrebbe quindi essere limitato a un massimo di tre o quattro all'anno.

4.1.3 Oppioidi: uso per il dolore cronico e problemi di dipendenza

Per il dolore cronico grave che non risponde più ad altre misure, si utilizzano oppioidi deboli e forti.

I preparati più frequentemente utilizzati sono

- Oppioidi deboli: tramadolo, tilidina
- Oppioidi forti: ossicodone, morfina, fentanyl

L'effetto si ottiene legandosi ai recettori oppioidi μ, $\varkappa$ e δ del sistema nervoso centrale, che modulano la percezione del dolore.

Nonostante la loro efficacia nell'alleviare il dolore, l'uso degli oppioidi è problematico a causa di:

- Alto rischio di dipendenza e abuso
- Sviluppo di tolleranza e aumento della dose
- Effetti collaterali come nausea, costipazione, vertigini, deterioramento cognitivo e depressione respiratoria.

Gli oppioidi devono quindi essere utilizzati solo nell'ambito di un programma multimodale di gestione del dolore e sotto stretto controllo medico.

4.1.4 Sostanze condroprotettive: Glucosamina, condroitina solfato - base dell'evidenza

La glucosamina e il condroitin solfato sono commercializzati come cosiddetti condroprotettori. Hanno lo scopo di favorire la rigenerazione della cartilagine e di inibire la degradazione della matrice extracellulare.

Tuttavia, le prove a riguardo sono contraddittorie. Mentre alcuni studi mostrano un leggero miglioramento del dolore e della funzione, studi di grandi dimensioni e di alta qualità metodologica non sono stati in grado di dimostrare alcun beneficio clinico significativo.

Nonostante la loro efficacia limitata, queste sostanze rimangono popolari grazie al loro profilo favorevole di effetti collaterali, soprattutto tra i pazienti che desiderano evitare una terapia farmacologica a lungo termine con i FANS.

4.2 Misure fisiche e fisioterapiche

4.2.1 Terapie classiche del movimento

L'esercizio fisico regolare è una pietra miliare della terapia dell'osteoartrite. Un allenamento mirato può migliorare la funzionalità dell'articolazione, aumentare la forza muscolare e promuovere la stabilità articolare.

Le forme di formazione consigliate sono

- Allenamento di resistenza che faciliti le articolazioni (ad es. ciclismo, nuoto)

- Esercizi di rafforzamento per i muscoli stabilizzatori delle articolazioni
- Esercizi di mobilizzazione per mantenere il range di movimento

Un programma di esercizi individuale adattato alla gravità dell'osteoartrite è fondamentale per evitare di sovraccaricare l'articolazione.

4.2.2 Terapia manuale e mobilizzazione articolare

La terapia manuale comprende tecniche di mobilizzazione mirate per migliorare la mobilità articolare e ridurre la tensione muscolare.

La mobilizzazione passiva scioglie le aderenze della capsula articolare, stimola il metabolismo dell'articolazione e allevia il dolore. Tuttavia, queste tecniche devono essere eseguite solo da terapisti appositamente formati.

4.2.3. Applicazioni di elettroterapia e ultrasuoni

Per alleviare il dolore si ricorre a procedure elettroterapeutiche come la stimolazione elettrica transcutanea dei nervi (TENS).

Gli impulsi di corrente a bassa frequenza modulano la conduzione del dolore nel midollo spinale e favoriscono il rilascio di endorfine prodotte naturalmente dall'organismo.

La terapia a ultrasuoni viene utilizzata per promuovere la circolazione sanguigna localizzata e stimolare la rigenerazione cellulare nei tessuti danneggiati. L'efficacia di queste procedure è scientificamente controversa, ma sono ancora utilizzate nella pratica, soprattutto come misura complementare.

4.2.4 Effetto dell'acquaterapia e dell'esercizio fisico controllato

L'acquaterapia sfrutta le forze di galleggiamento dell'acqua per consentire un allenamento favorevole alle articolazioni, alleggerendo il peso del corpo.

La pressione idrostatica e la temperatura dell'acqua favoriscono inoltre la circolazione sanguigna e riducono la tensione muscolare.

L'esercizio controllato nell'ambito della terapia del movimento funzionale è essenziale per prevenire lo squilibrio muscolare e l'ulteriore deformità articolare.

4.3 Interventi chirurgici

4.3.1 Artroscopia (artroscopia): Indicazioni ed evidenze

Per molti anni, l'artroscopia è stata una procedura ampiamente utilizzata per trattare i danni alla cartilagine e rimuovere i corpi articolari liberi.

Tuttavia, le linee guida e gli studi attuali mostrano che i benefici delle procedure artroscopiche per l'osteoartrite degenerativa sono limitati.

L'indicazione deve quindi essere fatta in modo molto critico. È utile soprattutto per

- Blocco meccanico dei corpi liberi dei giunti
- Lesioni meniscali con disturbi meccanici
- Danno cartilagineo localizzato in articolazioni altrimenti sane

4.3.2 Osteotomia e interventi di conservazione delle articolazioni

Le osteotomie servono ad alleviare biomeccanicamente l'area articolare interessata correggendo l'asse articolare.

Le procedure tipiche sono

- Osteotomie di riposizionamento in valgo o in varismo per la gonartrosi
- Osteotomie pelviche per coxartrosi incipiente

Queste procedure sono particolarmente indicate per i pazienti più giovani con carico articolare unilaterale, al fine di ritardare il più possibile la sostituzione dell'articolazione.

4.3.3 Artroplastica: materiali, durata e complicazioni

L'impianto di un'articolazione artificiale è l'ultima risorsa nei casi di osteoartrite grave.

Le moderne endoprotesi sono realizzate con materiali altamente resilienti come leghe di titanio, ceramica e polietilene altamente reticolato. La durata delle protesi odierne è compresa tra 15 e 20 anni per le endoprotesi dell'anca e del ginocchio, in alcuni casi anche più a lungo.

Le possibili complicazioni includono:

- Infezioni (infezioni da protesi)
- Allentamento della protesi
- Complicazioni tromboemboliche
- Lussazioni con protesi d'anca

La scelta dell'impianto ottimale e la preparazione preoperatoria hanno un'influenza decisiva sul risultato a lungo termine.

4.4 Limiti ed effetti collaterali delle terapie convenzionali

4.4.1 Insufficiente controllo del dolore e mantenimento della funzione

Nonostante la terapia farmacologica e fisica intensiva, il controllo del dolore rimane inadeguato in molti pazienti. Soprattutto negli stadi avanzati dell'osteoartrite, spesso non è possibile alleviare definitivamente il dolore e ripristinare la qualità della vita.

Il mero trattamento dei sintomi senza alcuna influenza sulla progressione della malattia è una delle principali carenze degli approcci terapeutici convenzionali.

4.4.2 Effetti collaterali e complicazioni indotte dai farmaci

Le terapie farmacologiche a lungo termine sono associate a notevoli effetti collaterali.

I problemi tipici includono:

- Complicazioni gastrointestinali (gastropatia da FANS)
- Aumento del rischio di infarto miocardico e ictus con gli inibitori della COX-2
- Danno renale dovuto all'uso cronico di FANS
- Dipendenza da oppioidi ed effetti collaterali cognitivi

Questi effetti collaterali limitano notevolmente l'applicabilità a lungo termine della terapia farmacologica.

4.4.3 Oneri economici e lacune nell'offerta

I costi di trattamento delle terapie convenzionali sono considerevoli e rappresentano un onere significativo per i sistemi sanitari.

In particolare, gli interventi chirurgici, come l'artroplastica, causano elevati costi diretti, mentre l'inabilità al lavoro e il pensionamento anticipato comportano notevoli costi indiretti.

Allo stesso tempo, esistono notevoli lacune nell'assistenza, in particolare per quanto riguarda la diagnosi precoce e l'uso diffuso di terapie non farmacologiche basate sull'evidenza.

4.5 Bibliografia (Capitolo 4)

Bjordal, J. M., Johnson, M. I., Lopes-Martins, R. A., et al. (2007). Efficacia a breve termine degli interventi fisici nel dolore del ginocchio osteoartritico. *Osteoarthritis and Cartilage*, 15(9), 957-963. https://doi.org/10.1016/j.joca.2007.02.011

Bannuru, R. R., Osani, M. C., Vaysbrot, E. E., et al. (2019). Linee guida OARSI per la gestione non chirurgica dell'osteoartrite di ginocchio, anca e poliarticolare. *Osteoarthritis and Cartilage*, 27(11), 1578-1589. https://doi.org/10.1016/j.joca.2019.06.011

Chou, R., Deyo, R., Friedly, J., et al. (2015). Trattamenti non invasivi per la lombalgia. *Agency for Healthcare Research and Quality (USA)*.

Conaghan, P. G., Dickson, J. e Grant, R. L. (2008). Cura e gestione dell'osteoartrite negli adulti: sintesi della guida NICE. *BMJ*, 336(7642), 502-503. https://doi.org/10.1136/bmj.39490.608009.AD

Dagenais, S., Haldeman, S. e Wooley, J. R. (2011). Gestione del dolore lombare cronico con farmaci da prescrizione basata sull'evidenza. *The Spine Journal*, 11(8), 739-760. https://doi.org/10.1016/j.spinee.2011.06.002

Hochberg, M. C., Altman, R. D., April, K. T., et al. (2012). Raccomandazioni dell'American College of Rheumatology 2012 per l'uso di terapie non farmacologiche e farmacologiche nell'osteoartrite della mano, dell'anca e del ginocchio. *Arthritis Care & Research*, 64(4), 465-474. https://doi.org/10.1002/acr.21596

McAlindon, T. E., Bannuru, R. R., Sullivan, M. C., et al. (2014). Linee guida OARSI per la gestione non chirurgica dell'osteoartrite del ginocchio. *Osteoarthritis and Cartilage*, 22(3), 363-388. https://doi.org/10.1016/j.joca.2014.01.003

Mills, K., Hunt, M. A. e Ferber, R. (2013). Deviazioni biomeccaniche durante la deambulazione in piano associate all'osteoartrite del ginocchio: una revisione sistematica e una meta-analisi. *Arthritis Care & Research*, 65(10), 1643-1665. https://doi.org/10.1002/acr.22015

Roubille, C., Martel-Pelletier, J., Raynauld, J. P., et al. (2015). Nuovi bersagli terapeutici nell'osteoartrite. *Nature Reviews Rheumatology*, 11(11), 639-648. https://doi.org/10.1038/nrrheum.2015.135

Wieland, L. S., Skoetz, N., Pilkington, K., Vempati, R., D'Adamo, C. R., & Berman, B. M. (2017). Trattamento yoga per la lombalgia cronica non specifica. *Cochrane Database of Systematic Reviews*, (1). https://doi.org/10.1002/14651858.CD010671.pub2

Zhang, W., Nuki, G., Moskowitz, R. W., et al. (2010). Raccomandazioni OARSI per la gestione dell'osteoartrite dell'anca e del ginocchio: Parte III: Cambiamenti nelle evidenze a seguito dell'aggiornamento sistematico cumulativo delle ricerche pubblicate fino a gennaio 2009. *Osteoarthritis and Cartilage*, 18(4), 476-499. https://doi.org/10.1016/j.joca.2010.01.013

5. Nuovi approcci terapeutici farmacologici

5.1 Sviluppo di agenti antinfiammatori selettivi

5.1.1 Inibitori della COX-2 di nuova generazione

L'inibizione selettiva dell'enzima **ciclossigenasi-2 (COX-2)** rappresenta un'importante pietra miliare nella farmacoterapia sintomatica dell'osteoartrite. Questo enzima svolge un ruolo centrale nella sintesi delle prostaglandine proinfiammatorie, che sono significativamente coinvolte nello sviluppo del dolore e delle reazioni infiammatorie nell'articolazione artritica.

A differenza dei classici **farmaci antinfiammatori non steroidei (FANS)** non selettivi, che bloccano sia la COX-1 che la COX-2, gli inibitori della COX-2 sono stati specificamente sviluppati per ottenere l'inibizione più specifica dei mediatori infiammatori senza influenzare negativamente le funzioni protettive della COX-1, ad esempio nella mucosa gastrica o nella funzione piastrinica.

L'inibizione della COX-1 da parte dei FANS tradizionali è associata a una serie di effetti collaterali indesiderati, in particolare ulcere gastrointestinali, emorragie gastrointestinali e compromissione della funzionalità renale. Questi effetti collaterali rappresentano un notevole rischio terapeutico in un gruppo di pazienti per lo più anziani, che spesso presentano una costituzione multimorbida. L'inibizione selettiva della COX-2 risolve questo problema mantenendo gli effetti analgesici e antinfiammatori e riducendo significativamente la tossicità gastrointestinale.

I moderni rappresentanti di questo gruppo di farmaci includono in particolare **celecoxib, etoricoxib e parecoxib**. Negli studi clinici, questi principi attivi hanno dimostrato una riduzione significativa del dolore correlato all'osteoartrite e un controllo efficace dei processi infiammatori nell'articolazione. Inoltre, studi comparativi diretti con i FANS non selettivi hanno dimostrato una minore incidenza di complicanze gastrointestinali, il che rende l'uso di questi preparati particolarmente interessante nei pazienti con malattie gastrointestinali note o con un aumentato rischio di sanguinamento.

Tuttavia, l'uso degli inibitori della COX-2 non è privo di problemi. Numerosi studi epidemiologici e clinici indicano che queste sostanze possono aumentare il rischio di gravi **complicazioni cardiovascolari**. Queste includono, in particolare, **infarti del miocardio, ictus** ed **eventi tromboembolici**. Gli esatti meccanismi fisiopatologici di questi effetti collaterali non sono ancora del tutto noti, ma si presume che l'inibizione della COX-2 porti a uno spostamento dell'equilibrio dei prostanoidi, che normalmente garantisce un bilanciamento tra fattori protrombotici e antitrombotici.

Per questo motivo, l'indicazione al trattamento con inibitori della COX-2 deve essere sempre determinata con particolare attenzione. Soprattutto nei pazienti con malattie cardiovascolari note o con fattori di rischio quali ipertensione, iperlipidemia o diabete mellito, è necessaria una rigorosa valutazione del rapporto rischio/beneficio. Per quanto possibile, il trattamento deve essere limitato al periodo più breve possibile e alla dose efficace più bassa.

La ricerca farmacologica futura si concentrerà intensamente sullo sviluppo di inibitori della COX-2 ulteriormente migliorati, che abbiano una selettività ancora più elevata per l'enzima bersaglio e allo stesso tempo offrano una maggiore sicurezza per quanto riguarda i rischi cardiovascolari. L'obiettivo è quello di ottimizzare ulteriormente l'equilibrio terapeutico tra efficacia e assenza di effetti collaterali, per rendere il trattamento sintomatico dell'osteoartrite più sicuro ed efficace.

5.1.2 Inibizione di specifici mediatori infiammatori (ad es. antagonisti dell'IL-1β)

Un approccio particolarmente promettente nel moderno trattamento farmacologico dell'osteoartrite è il **blocco** mirato **di specifiche citochine proinfiammatorie**, che svolgono un ruolo centrale nella patogenesi e nella progressione della malattia. L'attenzione è rivolta principalmente all'**interleuchina-1β (IL-1β)**, un fattore chiave nel metabolismo catabolico della cartilagine articolare e un mediatore decisivo dei processi infiammatori cronici nell'ambiente articolare artritico.

L'IL-1β promuove l'espressione di un gran numero di enzimi catabolici, tra cui le metalloproteinasi della matrice (in particolare la MMP-13), che accelerano significativamente la degradazione della matrice extracellulare della cartilagine. Allo stesso tempo, l'IL-1β inibisce la sintesi di sostanze protettive della cartilagine e compromette la capacità rigenerativa dei condrociti. Questo duplice effetto porta a una progressione della degradazione della cartilagine e contribuisce in modo significativo ai cambiamenti degenerativi che caratterizzano l'osteoartrite.

In questo contesto, sono stati sviluppati antagonisti mirati dell'IL-1β come l'**anakinra**, originariamente approvati per il trattamento delle malattie reumatiche infiammatorie, in particolare l'artrite reumatoide. I benefici terapeutici di queste sostanze sono ora oggetto di intense ricerche anche nel contesto dell'osteoartrite.

I primi studi clinici dimostrano che il blocco mirato dell'IL-1β non solo può ridurre la produzione di enzimi catabolici, ma porta anche a una significativa riduzione della reazione infiammatoria nell'articolazione. Inoltre, i risultati indicano che questo trattamento ha un effetto positivo sui sintomi del dolore e può eventualmente rallentare la progressione della malattia.

Nonostante questi approcci promettenti, i risultati degli studi condotti finora non sono ancora sufficienti a giustificare un uso clinico diffuso di queste sostanze nell'osteoartrite. In particolare, mancano studi controllati, randomizzati e di grandi dimensioni che dimostrino chiaramente l'efficacia e la sicurezza a lungo termine di questa forma di trattamento. Inoltre, rimane aperta la questione se il blocco di singole citochine in una complessa rete infiammatoria sia effettivamente sufficiente per avere un effetto duraturo sulla progressione dell'osteoartrite, o se sia necessaria una terapia combinata che agisca contemporaneamente su diverse strutture bersaglio fisiopatologiche.

La ricerca futura si concentrerà quindi sull'approfondimento del potenziale terapeutico del blocco delle citochine, sulla definizione del dosaggio ottimale e dei regimi di applicazione e sulla valutazione dei possibili effetti collaterali a lungo termine. Allo stesso tempo, verranno sviluppati nuovi principi attivi che consentano una modulazione ancora più mirata ed efficace dell'ambiente infiammatorio nell'articolazione, al fine di ottenere una terapia causale e personalizzata per l'osteoartrite a lungo termine.

5.2 Modulazione dei percorsi del segnale

5.2.1 Influenza sulla via di segnalazione Wnt/β-catenina

La **via di segnalazione Wnt/β-catenina** è un meccanismo di controllo molecolare essenziale che svolge un ruolo centrale nello sviluppo embrionale e nella regolazione della proliferazione cellulare, del differenziamento e dell'omeostasi tissutale. Nel contesto dell'osteoartrite, questa via di segnalazione è di particolare importanza in quanto influenza in modo significativo i processi di omeostasi della cartilagine e di rimodellamento dell'osso subcondrale. Una regolazione errata di questa via di segnalazione può portare a uno squilibrio tra i processi di degradazione della cartilagine e di costruzione, che svolge un ruolo chiave nella patogenesi dell'osteoartrite.

L'**eccessiva attivazione** della via di segnalazione Wnt/β-catenina promuove la differenziazione degli osteoblasti e porta a un aumento della formazione di nuovo osso nella regione subcondrale. Questi processi portano alla **sclerosi dell'osso subcondrale**, che altera negativamente le proprietà meccaniche dell'articolazione e aumenta il carico sulla cartilagine già degenerata. Allo stesso tempo, l'iperattivazione cronica di questa via di segnalazione porta a un'inibizione della funzione dei condrociti, che sopprime la sintesi di componenti della matrice protettiva della cartilagine e promuove l'apoptosi dei condrociti. Questi processi accelerano la **degenerazione della cartilagine** e contribuiscono in modo significativo alla progressiva distruzione dell'articolazione.

In questo contesto, la **modulazione** farmacologica **della via di segnalazione Wnt/β-catenina** sta diventando sempre più importante. L'uso mirato di inibitori che controllano l'attività di questa via di segnalazione potrebbe offrire un doppio vantaggio terapeutico: In primo luogo, la normalizzazione del rimodellamento osseo patologico nella regione subcondrale e, in secondo luogo, il rallentamento della degradazione della cartilagine proteggendo la funzione dei condrociti. Attualmente sono in fase di **sviluppo preclinico e clinico** diversi inibitori specifici, tra cui molecole che agiscono come antagonisti di Wnt o inibitori diretti dell'attivazione della β-catenina.

In futuro, un intervento mirato su questa via di segnalazione potrebbe essere una componente promettente della terapia dell'osteoartrite causale, in particolare in combinazione con altri approcci molecolari che affrontano i processi infiammatori e i cambiamenti degenerativi nel tessuto articolare.

5.2.2 Inibizione della via di segnalazione del TGF-β per ridurre la fibrosi

La via di segnalazione **del fattore di crescita trasformante-beta (TGF-β)** svolge un ruolo estremamente complesso e talvolta contraddittorio nella patogenesi dell'osteoartrite. Il TGF-β è una citochina multifunzionale coinvolta in una varietà di processi cellulari, tra cui la proliferazione cellulare, la differenziazione, l'apoptosi e la regolazione della matrice extracellulare. Mentre un'attivazione moderata di questa via di segnalazione è benefica per la **rigenerazione della cartilagine**, un'attività cronicamente elevata porta a processi di rimodellamento patologico che interessano sia l'osso subcondrale che la membrana sinoviale.

In particolare, nell'osteoartrite avanzata, l'**eccessiva attività del TGF-β** è associata allo sviluppo di **processi di fibrosi**. Questa fibrosi patologica è caratterizzata da un aumento della deposizione di tessuto connettivo contenente collagene, che contribuisce all'irrigidimento del tessuto articolare, alla riduzione della mobilità articolare e all'intensificazione dei processi infiammatori. Nell'area dell'osso subcondrale, questo porta a un'architettura tissutale disturbata, che promuove ulteriormente il rimodellamento osseo patologico. Nella sinovia, la fibrosi può portare a un'irritazione infiammatoria cronica, che compromette ulteriormente la funzionalità dell'articolazione.

La modulazione mirata **della via di segnalazione del TGF-β** rappresenta quindi un approccio innovativo per interrompere questi processi dannosi e ripristinare l'omeostasi del tessuto articolare. L'uso di inibitori del TGF-β o di modulatori specifici della via di segnalazione potrebbe **inibire la formazione di fibrosi**, rafforzare la capacità rigenerativa del tessuto articolare e quindi rallentare la progressione dell'osteoartrite.

Finora i risultati promettenti sono arrivati soprattutto da **modelli animali** in cui è stata ottenuta una significativa riduzione dei processi fibrotici e un miglioramento della funzione articolare grazie all'inibizione della via di segnalazione del TGF-β. Tuttavia, le applicazioni cliniche nell'uomo sono ancora in sospeso, poiché l'inibizione sistemica del TGF-β può avere effetti potenzialmente indesiderati anche su altri tessuti e sistemi di organi. I futuri approcci di ricerca si concentreranno quindi sullo sviluppo di modulatori localmente efficaci e specifici per ogni tessuto, che consentano di bloccare selettivamente la via di segnalazione del TGF-β nell'articolazione senza causare effetti collaterali sistemici.

5.2.3 Modulazione della via di segnalazione NF-κB per inibire l'infiammazione

Il **fattore nucleare kappa B (NF-ϰB)** è un fattore di trascrizione centrale che svolge un ruolo chiave nella regolazione dei processi infiammatori. Controlla l'espressione di un gran numero di geni responsabili della produzione di citochine proinfiammatorie, chemochine, molecole di adesione ed enzimi catabolici. Nel contesto della patogenesi dell'osteoartrite, la via di segnalazione NF-ϰB è significativamente coinvolta nel mantenimento delle reazioni infiammatorie croniche nell'articolazione e contribuisce in modo significativo al rimodellamento catabolico del tessuto articolare.

L'attivazione di NF-ϰB è tipicamente innescata da stimoli infiammatori, stress meccanico o danno ossidativo. In seguito all'attivazione, il fattore di trascrizione trasloca nel nucleo della cellula, dove stimola la trascrizione di numerosi geni proinfiammatori. Questo processo porta a un aumento del rilascio di citochine come l'**interleuchina-1β (IL-1β)** e il **fattore di necrosi tumorale alfa (TNF-α)** e all'induzione di metalloproteinasi di matrice, in particolare la **MMP-13**, che degradano la matrice cartilaginea.

L'inibizione della via di segnalazione NF-ϰB è quindi un approccio terapeutico molto interessante per interrompere in modo specifico la cascata infiammatoria e rallentare il processo degenerativo dell'articolazione osteoartritica. La ricerca attuale si concentra principalmente sugli **inibitori dell'IϰB chinasi (IKK)**, che impediscono la fosforilazione e la degradazione dell'inibitore IϰB. Ciò inibisce l'attivazione di NF-ϰB e impedisce la sua traslocazione nel nucleo cellulare.

Il beneficio terapeutico della modulazione di questa via di segnalazione risiede in una significativa **riduzione dei mediatori pro-infiammatori**, nell'**inibizione dell'espressione delle MMP** e nella **protezione della matrice cartilaginea da un'ulteriore degradazione**. Studi preclinici iniziali hanno già dimostrato che il blocco della via di segnalazione NF-ϰB può ridurre in modo significativo non solo l'infiammazione ma anche i sintomi del dolore.

A lungo termine, la modulazione mirata di questa via di segnalazione potrebbe contribuire a un controllo più efficace dei processi infiammatori cronici nelle articolazioni artritiche e influenzare positivamente il decorso della malattia. Lo sviluppo di inibitori di NF-ϰB tessuto-specifici, che agiscano preferenzialmente nel tessuto articolare senza causare effetti collaterali sistemici, è uno dei punti centrali della futura ricerca farmacologica.

5.3 Uso di biologici e anticorpi monoclonali

5.3.1 Inibitori di IL-6 e IL-17

L'interleuchina-6 (IL-6) è una citochina pro-infiammatoria che svolge un ruolo centrale nella patogenesi dei processi infiammatori cronici, compresa l'osteoartrite. Attivando vie di segnalazione come JAK/STAT, l'IL-6 contribuisce al mantenimento della risposta infiammatoria, alla promozione dell'attività degli osteoclasti e all'inibizione della sintesi di matrice dei condrociti.

Il tocilizumab, un anticorpo monoclonale contro il recettore dell'IL-6, è già stato approvato per l'artrite reumatoide e attualmente viene studiato intensamente anche nel contesto dell'osteoartrite. Gli studi iniziali indicano una riduzione dell'intensità del dolore e un'inibizione dell'attività infiammatoria nell'articolazione, anche se gli effetti a lungo termine sulla conservazione della cartilagine non sono ancora stati sufficientemente dimostrati.

L'interleuchina-17 (IL-17) è un altro importante mediatore infiammatorio che aumenta in particolare l'espressione delle metalloproteinasi della matrice nei condrociti, promuovendo così la degradazione della cartilagine. Il secukinumab, un anticorpo anti IL-17, ha già dato risultati positivi nel trattamento dell'artrite psoriasica. Il suo impiego nell'osteoartrite è attualmente oggetto di studi clinici di fase II.

5.3.2 Terapia anti-TNF-α: opportunità e limiti

Il TNF-α è una delle citochine pro-infiammatorie più studiate nel campo delle malattie articolari croniche. Il blocco del TNF-α con anticorpi monoclonali come infliximab, adalimumab o etanercept si è affermato in reumatologia.

Sebbene questi principi attivi si siano dimostrati efficaci nelle malattie reumatiche infiammatorie, la loro importanza nell'osteoartrite è stata finora controversa. Il motivo è che l'osteoartrite è principalmente una malattia degenerativa in cui l'infiammazione gioca un ruolo secondario.

Tuttavia, studi recenti dimostrano che i pazienti con una componente infiammatoria pronunciata (sinovite attiva) in particolare possono beneficiare del blocco del TNF-α. Tuttavia, il suo utilizzo deve essere strettamente individualizzato e soggetto a un'attenta valutazione del rapporto rischio/beneficio.

5.4 Terapia del dolore innovativa

5.4.1 Antagonisti del CGRP per il dolore correlato all'osteoartrite

Il peptide legato al gene della calcitonina (CGRP) è un neuropeptide che svolge un ruolo centrale nella mediazione del dolore e nello sviluppo e mantenimento dei processi infiammatori neurogenici. Il CGRP viene rilasciato in particolare dai neuroni sensoriali ed esercita il suo effetto sia nel sistema nervoso periferico che in quello centrale. Le sue proprietà vasodilatatorie e pro-infiammatorie contribuiscono in modo decisivo alla sensibilizzazione dei recettori del dolore e all'intensificazione della sensazione di dolore.

Sebbene gli antagonisti del CGRP siano stati originariamente sviluppati per il trattamento dell'**emicrania**, recenti scoperte scientifiche dimostrano che questo meccanismo d'azione ha un potenziale terapeutico anche nel contesto del **dolore cronico legato all'osteoartrite**. I pazienti affetti da osteoartrite spesso non solo soffrono di dolore locale indotto meccanicamente, ma sviluppano anche una **sensibilizzazione periferica e centrale** nel corso della malattia, in cui i processi infiammatori neurogenici e l'aumento dell'attività del sistema nocicettivo svolgono un ruolo significativo. Il CGRP contribuisce in modo significativo a questo ciclo di feedback che intensifica il dolore.

I moderni antagonisti del CGRP, che comprendono **erenumab, fremanezumab** e **galcanezumab**, bloccano specificamente i recettori del CGRP o neutralizzano il peptide stesso. In questo modo interrompono la trasmissione dei segnali di dolore a livello periferico e contemporaneamente modulano l'elaborazione centrale del dolore. Questa duplice modalità d'azione può portare a una significativa **riduzione della sensazione di dolore** e a un miglioramento della qualità di vita dei pazienti con dolore cronico legato all'osteoartrite.

Sebbene questi principi attivi siano già utilizzati con successo nella terapia dell'emicrania, gli studi clinici sul loro impiego nell'osteoartrite sono attualmente ancora in fase di sperimentazione. Tuttavia, i primi risultati suggeriscono che gli antagonisti del CGRP potrebbero essere un'opzione efficace anche per i pazienti affetti da osteoartrite con **dolore resistente al**

trattamento, in particolare per coloro che non rispondono adeguatamente ai farmaci antidolorifici convenzionali o non li tollerano a causa degli effetti collaterali.

Un vantaggio fondamentale di queste sostanze è la loro bassa tossicità gastrointestinale e renale rispetto agli analgesici tradizionali e la mancanza di problemi di dipendenza associati agli oppioidi. La ricerca futura si concentrerà sulla definizione dell'uso ottimale di questi agenti nell'osteoartrite, sull'identificazione di gruppi di pazienti adatti e sulla generazione di dati a lungo termine sulla sicurezza e sull'efficacia.

5.4.2 Neuromodulatori per la regolazione del dolore centrale

Il dolore cronico nell'osteoartrite non è causato esclusivamente da alterazioni strutturali periferiche, come danni alla cartilagine o degenerazione ossea, ma è sempre più spesso causato anche da **meccanismi nervosi centrali**. Con il progredire della malattia, si può sviluppare una **sensibilizzazione centrale**, in cui la percezione del dolore nel midollo spinale e nel cervello è permanentemente aumentata. Questo cambiamento disadattivo nell'elaborazione del dolore fa sì che anche stimoli periferici minori o inesistenti vengano percepiti come dolorosi.

I neuromodulatori che intervengono specificamente nell'elaborazione neuronale degli stimoli dolorosi sono utilizzati per modulare questi meccanismi centrali del dolore. Questi includono principalmente i principi attivi **pregabalin** e **gabapentin**, originariamente sviluppati per il trattamento del dolore neuropatico, nonché l'**inibitore della ricaptazione della**

serotonina e della noradrenalina (SNRI) duloxetina, che ha un effetto sia antidepressivo che analgesico.

Pregabalin e gabapentin modulano i canali del calcio voltaggio-gati di tipo α2δ nel midollo spinale. Bloccando questi canali, il rilascio presinaptico di neurotrasmettitori eccitatori come il glutammato e la sostanza P viene ridotto. Questo porta a una riduzione dell'eccitabilità neuronale e a un'attenuazione della segnalazione nocicettiva. Questi farmaci possono ridurre significativamente l'intensità del dolore, in particolare nei pazienti con dolore neuropatico pronunciato o sensibilizzazione centrale.

La duloxetina, invece, agisce **rafforzando le vie discendenti di inibizione del dolore** nel sistema nervoso centrale. Inibendo la ricaptazione della serotonina e della noradrenalina, aumenta la disponibilità di questi neurotrasmettitori nella fessura sinaptica, con conseguente miglioramento dell'inibizione del dolore attraverso i corrispondenti circuiti di controllo nervoso centrale. La duloxetina mostra un effetto antidolorifico pronunciato, in particolare nei pazienti con intensificazione del dolore emotivo o sintomi depressivi in comorbilità.

Questi neuromodulatori sono particolarmente indicati per i pazienti in cui gli analgesici classici non sono sufficientemente efficaci o sono controindicati. Queste sostanze rappresentano un'importante aggiunta al repertorio terapeutico, in particolare nei casi di **dolore cronico con componenti neuropatiche** o nei pazienti che soffrono di una marcata **sensibilizzazione centrale.**

A lungo termine, ulteriori ricerche sui meccanismi centrali del dolore sono fondamentali per ottimizzare le possibili applicazioni dei neuromodulatori e sviluppare concetti terapeutici personalizzati che mirino specificamente ai modelli individuali di elaborazione del dolore dei pazienti. Anche la combinazione di metodi farmacologici e non farmacologici, come la terapia cognitivo-comportamentale o i metodi neuromodulativi, diventerà sempre più importante in questo contesto.

5.5 Approcci terapeutici epigenetici

5.5.1 Uso di inibitori dell'istone deacetilasi

La regolazione epigenetica dell'espressione genica è un meccanismo biologico molto complesso che consente di attivare o disattivare determinati geni senza modificare la sequenza del DNA sottostante. **Le istone deacetilasi (HDAC)**, coinvolte nella modifica della struttura della cromatina, svolgono un ruolo centrale in questo processo. Rimuovendo i gruppi acetile dalle proteine istoniche, questi enzimi causano un compattamento della struttura della cromatina, che rende più difficile la trascrizione dei geni e ne sopprime l'attività. Questo meccanismo è particolarmente importante nell'osteoartrite, poiché la funzione di numerosi geni condroprotettivi e antinfiammatori può essere limitata da questa repressione epigenetica.

Gli inibitori delle HDAC impediscono in modo specifico la rimozione dei gruppi acetilici dagli istoni, il che porta a una struttura cromatinica "aperta" e facilita la trascrizione di geni precedentemente soppressi. In questo modo, è possibile promuovere l'espressione di geni con proprietà antinfiammatorie, antiossidanti e protettive della cartilagine. Inoltre, gli inibitori HDAC modulano anche l'attività di fattori di trascrizione e proteine regolatrici direttamente coinvolte nella fisiopatologia dell'osteoartrite.

Sostanze come **vorinostat** e **tricostatina A** sono attualmente oggetto di intensi studi in modelli preclinici per quanto riguarda la loro capacità di inibire i processi infiammatori nell'articolazione, ridurre l'attività di enzimi catabolici come le metalloproteinasi della matrice e promuovere i processi rigenerativi nel tessuto cartilagineo. I primi dati sperimentali mostrano che queste sostanze sono in grado di stimolare la sintesi di componenti della matrice protettiva della cartilagine, di inibire l'apoptosi dei condrociti e di modulare le vie di segnalazione pro-infiammatorie, come la via di segnalazione NF-ϰB.

Nonostante questi risultati promettenti, l'uso clinico degli inibitori HDAC per il trattamento dell'osteoartrite non è ancora stato stabilito. Attualmente la ricerca si concentra sullo sviluppo di sostanze che abbiano un effetto mirato sul tessuto articolare senza causare effetti collaterali sistemici. In particolare, l'attenzione è rivolta alle forme di applicazione locale e allo sviluppo di inibitori HDAC specifici per i tessuti, al fine di garantire un'elevata efficacia terapeutica con una tossicità minima. A lungo termine, l'uso mirato degli inibitori HDAC potrebbe diventare un importante elemento di base per una terapia personalizzata e causale dell'osteoartrite.

5.5.2 Modulatori della metilazione del DNA per il controllo dell'espressione genica

Un altro approccio promettente nella regolazione epigenetica è la **modulazione** mirata **della metilazione del DNA**, che ha un'influenza decisiva sull'espressione genica. La metilazione delle basi citosiniche, in particolare in corrispondenza delle cosiddette isole CpG nelle regioni promotrici dei geni, porta a una struttura cromatinica repressiva e quindi a una ridotta attività genica. Nell'osteoartrite è stata dimostrata l'**ipermetilazione** di geni che codificano per fattori condroprotettivi e antinfiammatori e l'**ipometilazione** di geni che attivano processi catabolici e pro-infiammatori.

Questo squilibrio epigenetico contribuisce in modo significativo alla progressione dell'osteoartrite, poiché importanti meccanismi protettivi del tessuto cartilagineo vengono disattivati e i processi di degradazione dannosi si intensificano. L'approccio terapeutico consiste nel riattivare i geni protettivi attraverso una **demetilazione** mirata, promuovendo così i processi rigenerativi dell'articolazione.

Sostanze come la **5-azacitidina** e i relativi agenti demetilanti sono stati originariamente sviluppati in oncologia per ripristinare l'espressione dei geni soppressori del tumore nelle cellule maligne. Nel contesto dell'osteoartrite, i modelli sperimentali dimostrano che la demetilazione mirata delle regioni promotrici dei geni condroprotettivi può favorire la rigenerazione della cartilagine e promuovere la sintesi di componenti della matrice come il collagene di tipo II e i proteoglicani.

Tuttavia, l'uso terapeutico di queste sostanze nel campo dell'osteoartrite è stato finora fortemente limitato, in quanto hanno un pronunciato **effetto citotossico** e causano una demetilazione aspecifica anche nei tessuti sani, il che può comportare notevoli effetti collaterali. L'uso di questi principi attivi è quindi attualmente limitato al trattamento di gravi malattie oncologiche.

La ricerca attuale persegue l'obiettivo di sviluppare modulatori specifici che consentano di **influenzare selettivamente la metilazione dei geni rilevanti per la malattia** nell'articolazione senza causare tossicità sistemica. Si stanno studiando concetti innovativi come lo sviluppo di inibitori mirati della DNA metiltransferasi o la combinazione con sistemi di trasporto altamente specifici che assicurino il rilascio locale nell'articolazione. Anche la combinazione con altri modulatori epigenetici è considerata un approccio promettente per ripristinare l'espressione genica disturbata nell'articolazione artritica.

A lungo termine, il controllo preciso della metilazione del DNA potrebbe diventare una componente importante di strategie terapeutiche innovative e personalizzate volte al ripristino sostenibile dell'omeostasi articolare e avere un'influenza positiva significativa sul decorso dell'osteoartrite.

5.6 Bibliografia (Capitolo 5)

Berenbaum, F. (2013). Il target delle citochine nell'osteoartrite: una revisione critica dello stato attuale e delle prospettive future. *Drugs & Aging*, 30(3), 193-201. https://doi.org/10.1007/s40266-013-0053-8

Chevalier, X., Eymard, F. e Richette, P. (2013). Agenti biologici nell'osteoartrite: speranze e delusioni. *Nature Reviews Rheumatology*, 9(7), 400-410. https://doi.org/10.1038/nrrheum.2013.44

Cohen, S. P., Vase, L. e Hooten, W. M. (2021). Dolore cronico: un aggiornamento sull'onere, le migliori pratiche e i nuovi progressi. *The Lancet*, 397(10289), 2082-2097. https://doi.org/10.1016/S0140-6736(21)00393-7

Felson, D. T. (2020). L'osteoartrite come malattia della meccanica. *Osteoartrite e cartilagine*, 28(1), 1-9. https://doi.org/10.1016/j.joca.2019.07.011

Goldring, M. B. e Otero, M. (2011). Infiammazione nell'osteoartrite. *Current Opinion in Rheumatology*, 23(5), 471-478. https://doi.org/10.1097/BOR.0b013e328349c2b1

Hunter, D. J., Bierma-Zeinstra, S. e Carr, A. J. (2019). Osteoartrite. *The Lancet*, 393(10182), 1745-1759. https://doi.org/10.1016/S0140-6736(19)30417-9

Li, X., Wang, Y. e Wang, K. (2021). Progressi nella regolazione epigenetica dell'osteoartrite. *Bone Research*, 9(1), 1-15. https://doi.org/10.1038/s41413-021-00149-4

Neogi, T. (2013). Epidemiologia e impatto del dolore nell'osteoartrite. *Osteoarthritis and Cartilage*, 21(9), 1145-1153. https://doi.org/10.1016/j.joca.2013.03.018

Robinson, W. H., Lepus, C. M., Wang, Q., et al. (2016). L'infiammazione di basso grado come mediatore chiave della patogenesi dell'osteoartrite. *Nature Reviews Rheumatology*, 12(10), 580-592. https://doi.org/10.1038/nrrheum.2016.136

Wang, T., & He, C. (2018). Citochine pro-infiammatorie: il legame tra obesità e osteoartrite. *Cytokine & Growth Factor Reviews*, 44, 38-50. https://doi.org/10.1016/j.cytogfr.2018.10.002

Wittenauer, R., Smith, L. e Aden, K. (2013). Documento di base 6.12: Osteoartrite. *Organizzazione Mondiale della Sanità*.

Zhang, W., Moskowitz, R. W., Nuki, G., et al. (2010). Raccomandazioni OARSI per la gestione dell'osteoartrite dell'anca e del ginocchio: Parte III. *Osteoarthritis and Cartilage*, 18(4), 476-499. https://doi.org/10.1016/j.joca.2010.01.013

6. Terapie di biologia cellulare e molecolare

6.1 Fondamenti di medicina rigenerativa per l'osteoartrite

6.1.1 Principi della rigenerazione tissutale e cellulare

La medicina rigenerativa persegue un approccio fondamentalmente curativo che mira a ripristinare l'integrità strutturale e funzionale del tessuto danneggiato attraverso processi di rigenerazione attiva, anziché limitarsi a un trattamento sintomatico. Nel contesto dell'osteoartrite, l'attenzione terapeutica si concentra in particolare sulla ricostruzione della matrice cartilaginea ialina e sul ripristino delle proprietà biomeccaniche e funzionali dell'articolazione colpita. L'obiettivo è invertire o almeno rallentare i cambiamenti degenerativi della cartilagine articolare influenzando in modo specifico i processi cellulari e molecolari.

La base di questi processi rigenerativi è la capacità di cellule specializzate, in particolare cellule staminali mesenchimali e cellule progenitrici condrogeniche, di sintetizzare nuove strutture tissutali funzionali. Non solo le capacità proliferative di queste cellule giocano un ruolo decisivo, ma anche la loro capacità di differenziarsi in linee cellulari specifiche che consentono la formazione di nuovo tessuto cartilagineo funzionale. Inoltre, è necessaria l'attivazione mirata di vie di segnalazione intracellulare, che controllano processi quali la sintesi della matrice, il metabolismo delle cellule e la produzione di citochine. Le più importanti vie di segnalazione molecolare includono la via di segnalazione TGF-β/Smad, la via di segnalazione Wnt/β-catenina e la via di segnalazione PI3K/Akt/mTOR, ognuna delle quali svolge un ruolo essenziale nel controllo della proliferazione cellulare, della differenziazione e della produzione di matrice.

Un elemento centrale della rigenerazione tissutale e cellulare è anche la fornitura di un ambiente microstrutturale e biochimico adeguato che supporti in modo ottimale i processi rigenerativi. È qui che vengono utilizzati materiali portanti bioattivi, i cosiddetti scaffold, che non solo fungono da impalcature di supporto strutturale per la colonizzazione e l'organizzazione delle cellule, ma rilasciano anche fattori di crescita in modo mirato e trasmettono segnali meccanici e biochimici. A seconda dell'obiettivo terapeutico, questi materiali portanti possono essere riassorbibili o impiantabili in modo permanente e spesso sono costituiti da materiali come collagene, acido ialuronico, polilattide (PLA) o ceramica bioattiva.

Il successo della rigenerazione richiede anche un apporto sufficiente di fattori di crescita essenziali al tessuto, che sono elementi di controllo molecolare che regolano la proliferazione cellulare, la differenziazione e la sintesi di matrice. I più importanti di questi fattori includono il fattore di crescita trasformante-beta (TGF-β), che influenza in modo significativo la differenziazione condrogenica, il fattore di crescita dei fibroblasti (FGF), che promuove la proliferazione cellulare, e il fattore di crescita endoteliale vascolare (VEGF), che favorisce la formazione di vasi sanguigni nel tessuto circostante e quindi assicura il necessario apporto di nutrienti e ossigeno. Il TGF-β, in particolare, svolge un ruolo di primo piano nel controllo della sintesi della matrice condrogenica, stimolando l'espressione del collagene di tipo II e dell'aggrecano, i due principali componenti della matrice cartilaginea.

6.1.2 Requisiti per le terapie cellulari biocompatibili

Per un'applicazione clinica di successo delle terapie cellulari nel campo della rigenerazione della cartilagine, le cellule utilizzate devono soddisfare requisiti particolarmente elevati. Oltre a un pronunciato potenziale di differenziazione e a un'elevata capacità proliferativa, è fondamentale una biocompatibilità illimitata per evitare reazioni di rigetto immunologico e processi infiammatori nel tessuto ricevente.

Un criterio fondamentale è la compatibilità immunologica delle cellule utilizzate. Idealmente, queste dovrebbero provenire da fonti autologhe, cioè direttamente dal tessuto del paziente, per escludere completamente il rischio di complicazioni immunologiche e di rigetto del trapianto. Nel caso in cui si utilizzino fonti cellulari allogeniche (umane estranee) o xenogeniche (animali), è necessario adottare misure di sicurezza immunologica complete. Queste includono una precisa tipizzazione HLA e l'uso di immunomodulatori per prevenire l'incompatibilità immunologica e le reazioni di rigetto associate.

Un altro criterio chiave è la capacità delle cellule di differenziarsi in modo affidabile in linee cellulari condrogeniche e di formare una matrice cartilaginea stabile e funzionalmente resistente. In particolare, è richiesta la sintesi di collagene di tipo II e aggrecano, poiché queste proteine strutturali sono essenziali per le proprietà biomeccaniche della cartilagine articolare.

Allo stesso tempo, deve essere garantita la stabilità a lungo termine del tessuto rigenerato, senza una tendenza alla degenerazione o alla formazione di ammassi di cellule simili a tumori.

Anche garantire la resilienza meccanica della matrice cartilaginea di nuova formazione è di importanza cruciale. Poiché la cartilagine articolare è esposta a forti sollecitazioni meccaniche, il tessuto rigenerato deve avere le proprietà biomeccaniche richieste per rimanere funzionale a lungo termine. Questo requisito pone esigenze particolarmente elevate sulla qualità della sintesi della matrice e sulla corretta organizzazione spaziale della matrice extracellulare di nuova formazione.

Le fonti cellulari autologhe, come le cellule staminali mesenchimali del midollo osseo, del tessuto adiposo o della membrana sinoviale, sono quindi ideali. Queste sono caratterizzate da un'elevata capacità di differenziazione e da un'eccellente biocompatibilità. I trapianti di cellule allogeniche, invece, richiedono uno stretto monitoraggio immunologico. Le terapie cellulari xenogeniche sono attualmente ancora in gran parte nella fase di ricerca preclinica a causa dei notevoli rischi immunologici e delle preoccupazioni etiche.

6.2 Terapia con cellule staminali

6.2.1 Cellule staminali mesenchimali: Raccolta, preparazione e uso clinico

Le cellule staminali mesenchimali (MSC) sono cellule staminali adulte multipotenti, caratterizzate da un'elevata plasticità e dalla capacità di differenziarsi in vari lignaggi cellulari mesodermici. In particolare, la loro differenziazione condrogenica, osteogenica e adipogenica le rende un promettente strumento terapeutico nella medicina rigenerativa e soprattutto nel trattamento dell'osteoartrite.

Le MSC sono ottenute da diverse fonti tissutali, a seconda della qualità e delle caratteristiche cellulari desiderate. Il più delle volte sono ottenute dal midollo osseo, in quanto questa fonte è stata ben studiata per decenni. Vengono raccolte mediante aspirazione del midollo osseo, di solito dalla cresta iliaca in condizioni di sterilità. Un metodo alternativo e sempre più popolare è il prelievo dal tessuto adiposo, ottenuto tramite liposuzione. Il tessuto adiposo offre il vantaggio di un elevato numero di cellule e di una raccolta relativamente semplice. Altre fonti di tessuto rilevanti sono il cordone ombelicale, in particolare la gelatina di Wharton, e la membrana sinoviale, che ha un'affinità particolarmente elevata per la differenziazione condrogenica a causa della sua vicinanza all'articolazione.

Una volta isolate, le cellule vengono preparate in laboratori di coltura cellulare specializzati. Qui, le MSC vengono espanse in vitro, cioè moltiplicate in condizioni controllate, prestando una rigorosa attenzione al mantenimento della loro capacità di differenziazione e vitalità. Una fase critica è la purificazione della popolazione cellulare per rimuovere i tipi di cellule indesiderate e quelle potenzialmente pro-infiammatorie. La preparazione si conclude con la caratterizzazione delle cellule, durante la quale l'identità delle MSC viene confermata utilizzando marcatori di superficie come CD73, CD90 e CD105, mentre i marcatori ematopoietici come CD34 e CD45 devono essere negativi.

Le MSC sono utilizzate principalmente in ambito clinico mediante iniezione diretta intra-articolare nell'articolazione interessata. L'obiettivo di questa applicazione è che le cellule staminali siano direttamente coinvolte nella rigenerazione del tessuto cartilagineo differenziandosi in condrociti oppure - cosa molto più frequente - creino un microambiente rigenerativo attraverso il rilascio di fattori di crescita e citochine. Questo cosiddetto effetto paracrino determina una modulazione del processo infiammatorio locale, l'inibizione degli enzimi catabolici e l'attivazione di processi di rigenerazione endogeni.

Sebbene gli studi preclinici e le prime applicazioni cliniche mostrino risultati promettenti in termini di sollievo dal dolore e miglioramento funzionale, l'effettiva capacità delle MSC di rigenerare una cartilagine ialina completamente funzionale non è ancora stata dimostrata in modo definitivo. Sono necessari studi controllati a lungo termine per definire definitivamente il valore terapeutico delle MSC nella terapia dell'osteoartrite.

6.2.2 Cellule staminali pluripotenti indotte (iPS): potenzialità e rischi

La scoperta delle cellule staminali pluripotenti indotte (cellule iPS) da parte di Shinya Yamanaka nel 2006 ha rappresentato un progresso rivoluzionario nella medicina rigenerativa. Riprogrammando le cellule somatiche del corpo in uno stato embrionale pluripotente, le cellule iPS possono teoricamente differenziarsi in qualsiasi tipo di cellula del corpo umano.

Questa proprietà apre nuove prospettive per la rigenerazione dei tessuti paziente-specifici, in quanto i condrociti funzionali possono essere generati dalle cellule del paziente stesso e utilizzati per la rigenerazione mirata della cartilagine.

Il vantaggio particolare della tecnologia iPS consiste nella possibilità di sviluppare terapie cellulari personalizzate e completamente compatibili dal punto di vista immunologico. A differenza delle cellule staminali embrionali, le cellule iPS non sono inoltre soggette ad alcuna restrizione etica, poiché vengono ottenute senza distruggere gli embrioni.

Allo stesso tempo, l'uso delle cellule iPS comporta notevoli rischi. Uno degli aspetti più critici è l'instabilità genetica di queste cellule. Le cellule somatiche vengono riprogrammate attraverso l'espressione mirata di alcuni fattori di trascrizione come Oct4, Sox2, Klf4 e c-Myc. In particolare, l'uso di c-Myc, un noto oncogene, comporta il rischio di indurre una proliferazione cellulare incontrollata, che può portare alla formazione di tessuto tumorale, soprattutto teratomi.

Per l'uso clinico delle cellule iPS sono quindi necessari test di sicurezza particolarmente rigorosi. Questi includono analisi complete della stabilità genetica, studi di tumorigenicità e un controllo preciso dei protocolli di differenziazione per garantire che non vengano trapiantate cellule indifferenziate o degenerate. Attualmente, l'uso delle cellule iPS nel trattamento dell'osteoartrite è ancora in fase sperimentale, anche se gli studi preclinici iniziali hanno già dimostrato la fattibilità e il potenziale rigenerativo. Tuttavia, non si prevede un'applicazione clinica diffusa finché non sarà dimostrata la sicurezza a lungo termine.

6.2.3 Terapia con cellule staminali allogeniche e autologhe

Nella medicina rigenerativa si distingue tra terapie con cellule staminali autologhe e allogeniche; entrambi gli approcci presentano vantaggi e svantaggi specifici.

La terapia con cellule staminali autologhe utilizza cellule staminali ottenute dal corpo del paziente stesso. Questo metodo offre il vantaggio decisivo di un'eccellente tolleranza immunologica, poiché le cellule trapiantate vengono riconosciute dal sistema immunitario come proprie. Ciò elimina la necessità di una terapia immunosoppressiva, che può essere associata a notevoli effetti collaterali e rischi. Inoltre, il rischio di trasmissione di agenti infettivi è ridotto al minimo con le cellule autologhe. Tuttavia, uno svantaggio di questo metodo è la disponibilità limitata di cellule staminali, in particolare nei pazienti anziani o con gravi malattie di base, dove la qualità delle cellule può essere limitata.

La terapia con cellule staminali allogeniche utilizza cellule provenienti da donatori sani, il che consente una produzione standardizzata di cellule di alta qualità e disponibilità. Questo metodo offre il vantaggio che le cellule possono essere preparate in condizioni ottimali e rese disponibili in grandi quantità per un uso immediato. Tuttavia, esiste un rischio significativo di reazioni di rigetto immunologico, che richiede un attento coordinamento immunologico tra donatore e ricevente. In molti casi sono necessarie anche misure immunosoppressive, che aumentano il rischio di infezioni e altri effetti collaterali.

Gli studi clinici in corso si stanno concentrando intensamente sul confronto di entrambi gli approcci terapeutici per valutare l'efficacia a lungo termine, i profili di sicurezza e l'applicabilità pratica. I primi risultati indicano che, con un'attenta selezione immunologica del donatore e una modifica mirata delle cellule, la terapia con cellule staminali allogeniche può essere un'opzione promettente e praticabile per la rigenerazione della cartilagine. In futuro, si potrebbero utilizzare anche cellule staminali geneticamente modificate e ipoimmunogeniche per ridurre ulteriormente il rischio di reazioni immunologiche.

6.3 Trapianti di condrociti e ingegneria tissutale

6.3.1 Impianto di condrociti autologhi (ACI): tecniche di prima e terza generazione

L'impianto di condrociti autologhi (ACI) è una procedura consolidata per la rigenerazione biologica della cartilagine che si è dimostrata particolarmente efficace nel caso di difetti cartilaginei circoscritti.

- **Prima generazione:**
  In questo caso, i condrociti del paziente vengono prelevati artroscopicamente da un'area articolare non caricata, espansi in vitro e quindi impiantati nel difetto sotto una membrana periostale cucita. Sebbene il metodo abbia mostrato un successo iniziale, è stato limitato da un alto tasso di ipertrofia delle cellule trapiantate e da una formazione non uniforme della matrice.

- **Seconda generazione:**
  Questa tecnica migliorata utilizza membrane di collagene bioriassorbibili al posto del periostio, riducendo i problemi di ipertrofia. La membrana offre anche un migliore controllo della distribuzione delle cellule e una struttura della matrice più stabile.

- **Terza generazione (impianto di condrociti associato a matrice, MACI):**
  In questo caso, i condrociti coltivati sono introdotti in una matrice di supporto tridimensionale prima dell'impianto. Questa matrice assicura una distribuzione uniforme delle cellule, migliora la loro differenziazione e facilita l'integrazione nel tessuto circostante.

Studi a lungo termine confermano che la terza generazione di ACI porta a risultati funzionali significativamente migliori e che i tassi di revisione sono stati significativamente ridotti rispetto alle tecniche precedenti.

6.3.2 Sviluppo di impalcature bioattive (scaffold)

Un fattore decisivo per il successo delle procedure di ingegneria tissutale è lo sviluppo di materiali di supporto adeguati (scaffold) che supportino meccanicamente le cellule, promuovano la rigenerazione dei tessuti e siano biodegradabili.

I moderni scaffold sono costituiti da polimeri naturali come il collagene, l'acido ialuronico o la fibrina e da materiali sintetici come il polilattide (PLA) e il poliglicolide (PGA).

Inoltre, si stanno sviluppando scaffold bioattivi arricchiti con fattori di crescita e proteine di segnalazione per controllare in modo specifico la differenziazione delle cellule impiantate.

Uno sviluppo particolarmente innovativo è l'uso di "impalcature intelligenti", che adattano le loro proprietà fisico-chimiche in base alle condizioni fisiologiche e quindi supportano attivamente la proliferazione e la differenziazione delle cellule.

6.3.3 Bioprinting 3D nella rigenerazione della cartilagine

L'approccio di bioprinting 3D consente di produrre strutture cartilaginee tridimensionali specifiche per il paziente a partire da cellule viventi e materiali biocompatibili.

Questa tecnologia consente di riprodurre con precisione l'architettura naturale della cartilagine articolare e di posizionare le cellule in una disposizione spaziale ideale.

La ricerca attuale si concentra sullo sviluppo di bioinchiostri adeguati che garantiscano un'elevata vitalità cellulare e la necessaria stabilità meccanica del tessuto cartilagineo.

Sebbene il bioprinting 3D sia ancora in fase sperimentale, si stanno già realizzando le prime applicazioni cliniche pilota, in particolare in pazienti giovani con danni focali alla cartilagine.

6.4 Utilizzo di esosomi e microvescicole

6.4.1 Funzioni biologiche degli esosomi nella rigenerazione della cartilagine

Gli esosomi sono vescicole extracellulari di dimensioni nanometriche, legate alla membrana, con un diametro compreso tra 30 e 150 nanometri, che vengono rilasciate attivamente da quasi tutti i tipi di cellule. Si formano nel compartimento endosomiale della cellula dalla fusione dei corpi multivescicolari con la membrana plasmatica. Grazie alle loro piccole dimensioni e alla specifica composizione molecolare, gli esosomi svolgono un ruolo centrale nella comunicazione intercellulare. Essi trasportano un gran numero di molecole bioattive, tra cui proteine, lipidi, acidi ribonucleici messaggeri (mRNA) e acidi micro-ribonucleici regolatori (microRNA), che possono innescare specifici processi di trasduzione della segnalazione nelle cellule bersaglio.

Nel contesto della rigenerazione della cartilagine, gli esosomi stanno diventando sempre più importanti in quanto sono in grado di trasmettere segnali rigenerativi e protettivi al tessuto condrale in modo mirato. In particolare, possono stimolare la proliferazione dei condrociti, cioè le cellule che formano la cartilagine, e allo stesso tempo promuovere la loro differenziazione in un fenotipo stabile e funzionale. Inoltre, gli esosomi sono in grado di modulare i processi degenerativi inibendo gli enzimi catabolici come le metalloproteinasi della matrice, che promuovono la degradazione della matrice extracellulare della cartilagine. Questo meccanismo protettivo contribuisce in modo significativo al mantenimento dell'omeostasi cartilaginea e previene la progressiva degenerazione della cartilagine articolare.

Particolare attenzione viene rivolta agli esosomi di cellule staminali mesenchimali (esosomi di MSC), che hanno dimostrato un elevato potenziale terapeutico negli studi preclinici. Non solo promuovono la rigenerazione del tessuto cartilagineo, ma hanno anche un effetto di modulazione dell'infiammazione, riducendo significativamente l'espressione di citochine pro-infiammatorie come il fattore di necrosi tumorale-alfa (TNF-α) e l'interleuchina-1β (IL-1β). Queste citochine giocano un ruolo chiave nello sviluppo e nella progressione delle malattie infiammatorie e degenerative delle articolazioni. Allo stesso tempo, è stato dimostrato che gli esosomi di MSC aumentano l'attività di mediatori antinfiammatori come l'interleuchina-10 (IL-10), che contribuisce a ridurre l'ambiente infiammatorio nello spazio articolare.

Inoltre, gli esosomi contengono un gran numero di microRNA che regolano in modo specifico l'espressione genica nei condrociti e quindi promuovono la sintesi di proteine strutturali come il collagene di tipo II e l'aggrecano, essenziali per la stabilità biomeccanica della cartilagine articolare. Questi meccanismi molecolari sottolineano il ruolo complesso e importante degli esosomi nella rigenerazione della cartilagine.

6.4.2 Potenziale terapeutico e situazione attuale degli studi

L'uso degli esosomi come opzione terapeutica "senza cellule" rappresenta un approccio promettente nella medicina rigenerativa e offre una serie di vantaggi significativi rispetto alle terapie convenzionali con cellule staminali. A differenza del trapianto diretto di cellule viventi, l'uso degli esosomi comporta un rischio immunologico significativamente inferiore, in quanto non contengono strutture cellulari complete e quindi nessun complesso MHC (Major Histocompatibility Complex) che potrebbe scatenare una reazione immunitaria. Ciò elimina la necessità di complessi regimi di immunosoppressione, spesso necessari per le terapie basate sulle cellule.

Un altro vantaggio significativo è l'eliminazione virtuale del rischio di formazione di tumori. Mentre le terapie con cellule staminali possono essere associate a una potenziale degenerazione delle cellule trapiantate in determinate circostanze, gli esosomi non hanno questa base cellulare, il che elimina completamente il rischio di sviluppo di tumori.

Inoltre, gli esosomi consentono una standardizzazione e una produzione industriale relativamente semplici. La coltivazione controllata di cellule staminali mesenchimali e i processi di estrazione e purificazione standardizzati consentono di produrre esosomi in qualità e quantità riproducibili. Queste proprietà facilitano lo sviluppo di preparati terapeutici che soddisfano i requisiti normativi per i prodotti medicinali e potrebbero consentire un'ampia applicazione clinica a lungo termine.

Attualmente sono in corso diversi studi clinici per indagare l'uso terapeutico degli esosomi di MSC nel trattamento dell'osteoartrite del ginocchio. Questi studi si concentrano principalmente sull'applicazione intra-articolare degli esosomi, cioè sulla loro iniezione diretta nello spazio articolare. I primi risultati degli studi di fase I e II sono promettenti: i pazienti riferiscono una riduzione significativa del dolore correlato all'osteoartrite, misurato con scale di dolore standardizzate come la scala analogica visiva (VAS), nonché un miglioramento della funzionalità e della mobilità articolare. Anche le procedure di imaging, come la risonanza magnetica (RM), indicano una stabilizzazione della struttura cartilaginea.

Tuttavia, non sono ancora disponibili dati affidabili a lungo termine sull'effettiva rigenerazione strutturale della cartilagine. Nella maggior parte degli studi, il periodo di osservazione è al massimo di sei-dodici mesi, il che non consente una valutazione conclusiva del potenziale rigenerativo. Attualmente, quindi, l'uso degli esosomi rimane principalmente di natura sperimentale e un'applicazione clinica più ampia sarà probabilmente possibile solo quando saranno disponibili studi completi a lungo termine. La ricerca attuale si concentra quindi sulla definizione dei regimi di dosaggio ottimali, delle frequenze di applicazione e della sicurezza a lungo termine di questa promettente opzione terapeutica.

6.5 Gene e terapia genica

6.5.1 Fondamenti della modificazione genica nell'osteoartrite

Nella medicina moderna, la modificazione genica rappresenta un approccio innovativo al trattamento causale delle malattie cronico-degenerative, tra cui l'osteoartrite. A differenza delle terapie sintomatiche, che si limitano ad alleviare i sintomi o a rallentare la progressione della malattia, la modificazione genica mira a influenzare direttamente i meccanismi molecolari che causano la malattia. Al centro di questo concetto terapeutico c'è la modifica mirata dei geni rilevanti per la malattia, al fine di prevenire i processi patologici o riattivare le capacità rigenerative dell'organismo.

Nell'attuale ricerca sull'osteoartrite, vengono perseguite due strategie di base per la modificazione genica, che hanno obiettivi diametralmente opposti, ma che perseguono entrambe l'obiettivo di ripristinare l'equilibrio disturbato tra la degradazione e la formazione del tessuto nel tessuto cartilagineo.

La prima strategia è la soppressione genica, in cui vengono inibite in modo specifico le vie di segnalazione cataboliche dannose. Ciò si ottiene bloccando i geni responsabili della degradazione della matrice extracellulare della cartilagine. Tra i bersagli centrali vi sono i geni che controllano l'espressione delle metalloproteinasi della matrice, come la MMP-1, la MMP-3 e, soprattutto, la MMP-13. Questi enzimi svolgono un ruolo decisivo nel processo di degradazione della matrice extracellulare. Questi enzimi svolgono un ruolo decisivo nella degradazione del collagene di tipo II e dell'aggrecano, i principali componenti della matrice cartilaginea. Inoltre, vengono presi di mira i geni che codificano per citochine pro-infiammatorie come l'interleuchina-1β e il fattore di necrosi tumorale-α, poiché questi mediatori infiammatori intensificano ulteriormente il processo catabolico e inibiscono la rigenerazione.

La seconda strategia è il potenziamento genico, che mira a promuovere i processi anabolici. In questo caso l'attenzione si concentra sulla sovraespressione di geni che stimolano la sintesi di collagene di tipo II e di aggrecano. Entrambe le sostanze sono essenziali per la resilienza meccanica e l'integrità strutturale della cartilagine articolare. Inoltre, si sta cercando di aumentare l'espressione di citochine antinfiammatorie, come l'interleuchina-10, che possono smorzare la reazione infiammatoria nell'articolazione e quindi creare un ambiente favorevole alla rigenerazione.

A lungo termine, questi interventi genetici mirano a ottenere un miglioramento strutturale e funzionale del tessuto cartilagineo degenerato, che non solo allevierà i sintomi ma avrà anche un effetto duraturo sul decorso della malattia.

6.5.2 Uso di vettori virali per il trasferimento genico

Il successo dell'implementazione di concetti di terapia genetica richiede l'introduzione efficiente, sicura e mirata di geni terapeutici nelle cellule cartilaginee interessate. Nella ricerca biomedica, i vettori virali si sono affermati come veicoli di trasporto particolarmente efficienti a questo scopo, poiché i virus hanno naturalmente un'elevata capacità di introdurre materiale genetico nelle cellule.

Nella ricerca sull'osteoartrite vengono utilizzate tre classi principali di vettori virali, che differiscono in modo significativo in termini di proprietà biologiche, profili di sicurezza ed efficacia.

Gli adenovirus sono spesso utilizzati grazie alla loro elevata efficienza di trasfezione e alla forte espressione genica, anche se temporanea. Sono in grado di infettare sia le cellule quiescenti che quelle in attiva divisione, il che è particolarmente vantaggioso nel caso di condrociti ampiamente post-mitotici. Tuttavia, uno svantaggio degli adenovirus è la forte reazione immunologica che possono scatenare nell'organismo ricevente, che limita notevolmente la durata dell'espressione genica e l'applicabilità in vivo.

Il vantaggio dei lentivirus è che integrano stabilmente il materiale genetico terapeutico nel genoma delle cellule bersaglio. Questa integrazione consente un'espressione duratura e stabile del gene desiderato, particolarmente vantaggiosa in malattie croniche come l'osteoartrite. Tuttavia, questa capacità di integrazione comporta anche il rischio di instabilità del genoma, in quanto inserzioni involontarie in regioni critiche del genoma possono portare a trasformazioni oncogeniche o ad altri gravi disturbi.

I virus adeno-associati (AAV) sono considerati la variante di vettore più sicura, in quanto causano solo reazioni immunologiche molto basse e il loro materiale genetico rimane solitamente episomico, cioè fuori dal nucleo cellulare. Ciò riduce notevolmente il rischio di instabilità genomica. Tuttavia, lo svantaggio dei sistemi AAV è la loro capacità limitata di materiale genetico, il che significa che possono essere utilizzati solo per geni o elementi regolatori relativamente piccoli.

Nonostante questi approcci promettenti, l'uso di vettori virali è ancora associato a rischi significativi. Oltre ai pericoli immunologici e genetici già menzionati, vi sono incertezze riguardo al controllo dell'espressione genica, alle conseguenze a lungo termine della modificazione genetica e alla possibile attivazione involontaria della proliferazione cellulare, che comporta il rischio di degenerazione tumorale . Numerosi gruppi di ricerca in tutto il mondo stanno quindi lavorando allo sviluppo di sistemi vettoriali ulteriormente migliorati, mirati e sicuri, che massimizzino i benefici terapeutici e riducano al minimo i rischi.

6.5.3 La tecnologia CRISPR/Cas9 nella ricerca sull'osteoartrite

La tecnologia CRISPR/Cas9 è attualmente considerata uno dei metodi più rivoluzionari di editing del genoma molecolare. Consente interventi precisi, altamente specifici ed efficienti nel materiale genetico delle cellule viventi. Il sistema si basa su un'originale strategia di difesa batterica contro i virus e negli ultimi anni è stato adattato per applicazioni mediche. Consente l'inattivazione mirata (knock-out) di geni che favoriscono le malattie o la modifica e l'attivazione mirata (knock-in) di geni che favoriscono i processi rigenerativi.

Nella ricerca sull'osteoartrite, l'applicazione di CRISPR/Cas9 apre prospettive terapeutiche completamente nuove. In particolare, si sta lavorando per bloccare le vie di segnalazione cataboliche attraverso l'inattivazione mirata dei geni. Un esempio è il silenziamento mirato del gene che codifica per la metalloproteinasi di matrice 13 (MMP-13). La MMP-13 è ampiamente responsabile della degradazione del collagene di tipo II e svolge un ruolo centrale nella progressiva degradazione della cartilagine nell'osteoartrite. Disattivando specificamente questo gene, la degradazione patologica della cartilagine dovrebbe essere rallentata o, idealmente, arrestata completamente.

Allo stesso tempo, si sta studiando la possibilità di promuovere attivamente i processi rigenerativi. La ricerca si concentra sull'attivazione mirata di geni responsabili della formazione della matrice extracellulare e della sintesi di fattori antinfiammatori. La tecnologia CRISPR viene utilizzata anche per riattivare i geni che sono inibiti nella loro funzione nell'ambiente degenerativo dell'osteoartrite.

Nonostante l'enorme potenziale terapeutico, l'applicazione di questa tecnologia comporta notevoli sfide etiche e di sicurezza. La preoccupazione maggiore riguarda i cosiddetti effetti off-target, cioè le modifiche non volute in siti del genoma che non sono il bersaglio della modifica. Tali modifiche possono avere conseguenze biologiche imprevedibili, che vanno da effetti innocui a gravi effetti patologici. Esistono anche preoccupazioni etiche riguardo all'alterazione permanente del genoma umano e alla possibile trasmissione di tali modifiche alle generazioni successive, se si effettua una modificazione germinale.

L'applicazione della tecnologia CRISPR/Cas9 nel trattamento dell'osteoartrite è attualmente ancora in fase di ricerca preclinica. I primi approcci sperimentali vengono testati in vitro su colture cellulari e in modelli animali per convalidare l'efficacia e la sicurezza di questi interventi. L'applicazione clinica nell'uomo non è ancora possibile e rimane un progetto a lungo termine per il futuro. I prossimi anni mostreranno fino a che punto questa tecnologia ha il potenziale per cambiare radicalmente il trattamento dell'osteoartrite e forse segnerà una vera svolta nel campo della medicina rigenerativa.

6.6 Rischi e implicazioni etiche delle terapie cellulari

6.6.1 Rischi di formazione di tumori con le terapie a base di cellule staminali

Un rischio centrale nell'applicazione clinica delle terapie con cellule staminali, che non è ancora stato completamente controllato, è il potenziale sviluppo di tumori. Questo rischio è particolarmente significativo quando si utilizzano cellule staminali pluripotenti, che comprendono sia le cellule staminali embrionali sia le cellule staminali pluripotenti indotte (cellule iPS). Le cellule staminali pluripotenti hanno la capacità di differenziarsi in quasi tutti i tipi di cellule del corpo umano. Tuttavia, questo elevato livello di plasticità comporta anche il rischio di una proliferazione incontrollata e della formazione di popolazioni cellulari degenerate.

La formazione dei cosiddetti teratomi rappresenta un rischio particolare. I teratomi sono tumori costituiti da tessuto proveniente da diversi strati germinali e si sviluppano da cellule staminali indifferenziate o solo parzialmente differenziate. Questi tumori possono contenere diverse strutture tissutali come pelle, ossa, tessuto nervoso o ghiandole e possono essere benigni o maligni. Esiste anche il rischio di sviluppare tumori maligni aggressivi da popolazioni cellulari instabili, che sono difficili da trattare e rappresentano un rischio considerevole per il paziente.

Per ridurre al minimo questi rischi, è essenziale un rigoroso controllo di qualità dei preparati cellulari utilizzati. La differenziazione completa delle cellule staminali nella linea cellulare desiderata prima dell'applicazione è un fattore di sicurezza decisivo per evitare che nell'organismo rimangano cellule indifferenziate e potenzialmente tumorali. I moderni protocolli di differenziazione sono utilizzati per garantire che le cellule staminali siano convertite nel modo più completo possibile in condizioni di laboratorio standardizzate.

Oltre alla differenziazione, i test di stabilità genetica dei preparati cellulari sono di fondamentale importanza. Colture a lungo termine e modifiche genetiche possono portare a mutazioni nel genoma delle cellule staminali, che aumentano il rischio di proliferazione cellulare degenerativa. Pertanto, prima dell'applicazione terapeutica, le cellule devono essere esaminate sistematicamente per verificare la presenza di aberrazioni cromosomiche, mutazioni nelle vie di segnalazione oncogeniche e l'espressione di geni associati al cancro. A questo scopo vengono utilizzate tecniche di biologia molecolare altamente sensibili come la reazione a catena della polimerasi quantitativa, il sequenziamento ad alto rendimento e array specializzati per rilevare le instabilità genomiche.

Solo attraverso l'applicazione coerente di questi standard di qualità e sicurezza è possibile ridurre a un livello accettabile il rischio di degenerazione tumorale nel contesto delle terapie con cellule staminali. Tuttavia, il rischio tumorale rimane un fattore critico che ha finora limitato l'ampia applicazione clinica di queste promettenti terapie.

6.6.2 Reazioni immunologiche e processi di rigetto

Un altro rischio significativo associato alle terapie con cellule staminali sono le reazioni immunologiche, che nel peggiore dei casi possono portare al rigetto completo delle cellule trapiantate. Mentre le terapie cellulari autologhe, in cui le cellule del paziente vengono prelevate, trattate e ritrapiantate, sono ampiamente tollerabili dal punto di vista immunologico, le terapie cellulari allogeniche rappresentano una sfida considerevole per il sistema immunitario.

Nel caso di trapianti allogenici, in cui le cellule provengono da un donatore estraneo, il sistema immunitario riconosce le strutture cellulari estranee come una potenziale minaccia. Questo può portare a una risposta immunitaria pronunciata, che si manifesta con reazioni infiammatorie locali o sistemiche e compromette in modo massiccio l'efficacia terapeutica del trattamento con cellule staminali. Nei casi più gravi, può verificarsi un rigetto acuto, associato a notevoli complicazioni e alla perdita completa delle cellule trapiantate.

Per ridurre al minimo questi rischi vengono utilizzate diverse strategie. Un'opzione è la terapia concomitante immunosoppressiva, in cui il sistema immunitario del paziente viene soppresso farmacologicamente. Tuttavia, questa strategia ha notevoli effetti collaterali, tra cui una maggiore suscettibilità alle infezioni e un aumento del rischio di tumori, motivo per cui non è considerata la soluzione ottimale a lungo termine.

Gli attuali approcci di ricerca mirano quindi a ridurre l'immunogenicità delle cellule trapiantate stesse. Un approccio innovativo è la modifica genetica delle cellule del donatore per cambiare l'espressione di molecole di superficie cruciali per il riconoscimento immunitario. Ciò include, ad esempio, l'inattivazione mirata dei geni responsabili dell'espressione del complesso maggiore di istocompatibilità (MHC). Ciò ha lo scopo di impedire che le cellule trapiantate vengano riconosciute come estranee dal sistema immunitario del ricevente.

Un'altra strategia promettente è l'uso delle cosiddette tecnologie di "immuno-mascheramento". Si tratta di modificare in modo mirato le superfici cellulari in modo da mascherare o schermare le strutture immunologicamente rilevanti con materiali biocompatibili. Queste tecnologie sono attualmente ancora in fase sperimentale, ma stanno dando risultati promettenti negli studi preclinici, che suggeriscono una riduzione delle reazioni immunitarie e una migliore accettazione delle cellule.

A lungo termine, la combinazione di modifiche genetiche e biotecnologie specifiche potrebbe consentire di utilizzare le terapie con cellule staminali allogeniche in modo sicuro ed efficace senza immunosoppressione permanente.

6.6.3 Problemi etici della terapia genica

I rapidi progressi della terapia genica e della modificazione genica sollevano una serie di profonde questioni etiche che vanno ben oltre il livello puramente medico-tecnico. Esse riguardano sia il trattamento della dignità umana e il diritto all'autodeterminazione, sia la questione di quali interventi sull'integrità genetica umana siano socialmente e moralmente accettabili.

La terapia genica germinale, che consiste nell'apportare modifiche genetiche alle cellule germinali di una persona, è un argomento particolarmente controverso. Poiché tali interventi hanno il potenziale di alterare in modo permanente il patrimonio genetico delle generazioni future, questa forma di terapia genica è legalmente vietata nella maggior parte dei Paesi. I rischi associati e l'imprevedibilità delle conseguenze a lungo termine rendono attualmente impossibile fornire una giustificazione etica responsabile per tali misure. Si teme inoltre che la terapia genica germinale possa portare a una frattura sociale in cui le persone "ottimizzate" vengono allevate deliberatamente, il che mette fondamentalmente in discussione i valori sociali ed etici.

Anche la terapia genica somatica, che agisce solo sulle cellule somatiche e quindi non ha effetti sul materiale genetico delle generazioni successive, è gravata da complesse questioni etiche. In particolare, si pone il problema di come valutare il rapporto tra i potenziali benefici medici e i rischi a lungo termine, che non sono ancora stati sufficientemente studiati. I pazienti devono essere in grado di dare un consenso pienamente informato e volontario, il che rappresenta una sfida notevole quando si tratta di questioni scientifiche molto complesse.

Un'altra preoccupazione etica fondamentale riguarda l'accesso a queste terapie innovative. Le terapie geniche sono attualmente associate a costi molto elevati e sono disponibili solo per un piccolo gruppo di pazienti finanziariamente benestanti. Ciò solleva questioni di giustizia sociale e di parità di accesso al progresso medico. Il pericolo di una cosiddetta "élite della medicina genetica" non è solo una considerazione teorica, ma una vera e propria sfida socio-politica.

Per garantire gli standard etici, la tutela dei diritti dei pazienti è una priorità assoluta. Ciò comporta un'informazione trasparente sulle opportunità, i rischi e le incertezze, nonché il pieno rispetto del diritto all'autodeterminazione dei pazienti. Inoltre, è essenziale un controllo e una regolamentazione efficaci della ricerca e delle applicazioni da parte di comitati etici indipendenti. Questi comitati dovrebbero garantire che gli sviluppi medici e scientifici nel campo della terapia genica siano sempre in linea con i principi etici fondamentali della dignità umana, della giustizia e della non nocività.

In conclusione, va notato che, sebbene la terapia genica offra un enorme potenziale terapeutico, questo può essere utilizzato in modo responsabile solo se le linee guida etiche e sociali vengono osservate in modo coerente e continuamente sviluppate.

6.7 Bibliografia (Capitolo 6)

Barry, F. e Murphy, M. (2013). Le cellule staminali mesenchimali nelle malattie e nella riparazione delle articolazioni. *Nature Reviews Rheumatology*, 9(10), 584-594.
https://doi.org/10.1038/nrrheum.2013.109

Caplan, A. I. e Correa, D. (2011). La MSC: una farmacia per le lesioni. *Cell Stem Cell*, 9(1), 11-15.
https://doi.org/10.1016/j.stem.2011.06.008

Chahla, J., Cinque, M. E., Piuzzi, N. S., et al. (2016). Un appello per la standardizzazione dei protocolli di preparazione del plasma ricco di piastrine e la segnalazione della composizione. *Journal of Bone and Joint Surgery*, 99(20), 1769-1779. https://doi.org/10.2106/JBJS.17.01213

De Bari, C., & Luyten, F. P. (2008). Le cellule staminali nel trattamento dell'osteoartrite. *Annali delle Malattie Reumatiche*, 67(9), 1115-1119. https://doi.org/10.1136/ard.2008.092999

Kouroupis, D. e Correa, D. (2021). Aumento della potenza funzionale delle cellule staminali mesenchimali per migliorare le applicazioni terapeutiche. *Frontiers in Cell and Developmental Biology*, 9, 626961. https://doi.org/10.3389/fcell.2021.626961

Liu, X., & Hunter, D. J. (2018). Terapia con cellule staminali mesenchimali per l'osteoartrite: prospettive attuali. *Clinical Interventions in Aging*, 13, 1749-1760. https://doi.org/10.2147/CIA.S149337

Mendicino, M., Bailey, A. M., Wonnacott, K., Puri, R. K., & Bauer, S. R. (2014). Caratterizzazione dei prodotti a base di MSC per gli studi clinici: una prospettiva della FDA. *Cell Stem Cell*, 14(2), 141-145. https://doi.org/10.1016/j.stem.2014.01.013

Orozco, L., Munar, A., Soler, R., et al. (2013). Trattamento dell'osteoartrite del ginocchio con cellule staminali mesenchimali autologhe: uno studio pilota. *Transplantation*, 95(12), 1535-1541. https://doi.org/10.1097/TP.0b013e318291a2da

Pham, P. V., Vu, N. B., & Phan, N. K. (2018). Tecnologia di bioprinting 3D nella medicina rigenerativa per la riparazione della cartilagine. *Frontiers in Cell and Developmental Biology*, 6, 87. https://doi.org/10.3389/fcell.2018.00087

Tao, S. C. e Guo, S. C. (2020). Ruolo delle vescicole extracellulari nell'osteoartrite. *Current Pharmaceutical Design*, 26(5), 507-515. https://doi.org/10.2174/1381612826666200129113133

Toghraie, F. S., Chenari, N., Gholipour, M. A., et al. (2012). Trattamento dell'osteoartrite con cellule staminali mesenchimali derivate dal cuscinetto adiposo infrapatellare in un modello di coniglio. *Bio-Medical Materials and Engineering*, 22(2), 63-70. https://doi.org/10.3233/BME-2012-0679

Zhou, Y. e Yu, J. (2021). Gli esosomi come veicoli terapeutici nell'osteoartrite. *Biomaterials Science*, 9(6), 1813-1825. https://doi.org/10.1039/D0BM01993D

7. Metodi fisici e strumentali di terapia dell'artrosi

7.1 Fondamenti di terapia fisica del dolore e terapia funzionale

7.1.1 Meccanismi d'azione delle applicazioni fisiche

La medicina fisica è una branca integrativa della terapia conservativa dell'artrosi che si basa sull'applicazione mirata di forme di energia naturali o generate tecnicamente. Queste includono stimoli termici (caldo e freddo), effetti meccanici (esempio attraverso massaggi, vibrazioni o onde d'urto), correnti elettriche (corrente di stimolazione, ultrasuoni) e campi elettromagnetici (esempio terapia con campi magnetici, terapia ad alta frequenza). L'obiettivo di queste misure è attivare i processi di rigenerazione fisiologica nel tessuto danneggiato, alleviare il dolore, migliorare la mobilità e stabilizzare o ripristinare la funzionalità generale delle strutture articolari interessate.

Nel contesto specifico dell'osteoartrite, le applicazioni fisiche dispiegano il loro effetto attraverso diversi meccanismi interconnessi che iniziano a diversi livelli di elaborazione dello stimolo biologico.

Un effetto chiave delle misure fisiche è la promozione della circolazione sanguigna localizzata. Applicazioni di calore come fanghi, aria calda o radiazioni infrarosse determinano una vasodilatazione dei capillari, con conseguente migliore apporto di ossigeno e sostanze nutritive al tessuto articolare.

Allo stesso tempo, viene facilitata la rimozione dei mediatori infiammatori e dei prodotti di degradazione. L'aumento della microcircolazione migliora il metabolismo cellulare nell'area interessata, favorendo così i naturali meccanismi di riparazione dell'organismo.

Un altro aspetto terapeutico rilevante è l'influenza sui processi infiammatori. Applicazioni fredde come impacchi di ghiaccio, aria fredda o crioterapia abbassano la temperatura locale dei tessuti, riducono l'attività degli enzimi pro-infiammatori e modulano il rilascio di citochine pro-infiammatorie come l'interleuchina-1β o il TNF-α. Allo stesso tempo, può essere stimolata l'espressione di sostanze messaggere antinfiammatorie come l'interleuchina-10, che contribuisce a stabilizzare l'ambiente infiammatorio nell'articolazione artritica.

Un altro meccanismo d'azione essenziale delle forme di terapia fisica è l'effetto analgesico, cioè il sollievo dal dolore. Questo si ottiene, tra l'altro, inibendo la trasmissione nocicettiva degli stimoli a livello spinale, ad esempio attraverso la stimolazione elettrica transcutanea dei nervi (TENS). Inoltre, è possibile stimolare il rilascio di oppioidi endogeni come le endorfine, che portano a una modulazione naturale del dolore. Anche gli stimoli meccanici, come il massaggio o la vibrazione, possono innescare l'inibizione del dolore attraverso le vie neuronali afferenti, secondo il cosiddetto principio del gate control.

Infine, ma non meno importante, le applicazioni fisiche contribuiscono a promuovere la mobilità e la funzionalità delle articolazioni. Le applicazioni di calore e movimento hanno un effetto di rilassamento muscolare e riducono la rigidità articolare, migliorando la mobilità, soprattutto al mattino o dopo periodi di riposo. Anche la meccanica articolare viene influenzata positivamente, in quanto la mobilizzazione mirata e gli stimoli di allungamento allentano le aderenze e migliorano le proprietà viscoelastiche dell'articolazione. Ciò ha a sua volta effetti favorevoli sulla lubrificazione dell'articolazione attraverso il liquido sinoviale e sulla distribuzione del carico all'interno dello spazio articolare.

Complessivamente, ciò si traduce in una complessa interazione di effetti fisiologici che rende la terapia fisica una componente preziosa del trattamento multimodale dell'osteoartrite, soprattutto nelle prime fasi della malattia.

7.1.2 Aree di applicazione e limiti della terapia fisica per l'osteoartrite

La terapia fisica viene utilizzata principalmente per l'osteoartrite nelle fasi iniziali e intermedie della malattia, cioè nelle fasi in cui non è ancora presente un danno strutturale massiccio alle articolazioni. L'obiettivo delle misure è rallentare la progressione della malattia, compensare le limitazioni funzionali e ridurre o evitare completamente l'uso di antidolorifici farmacologici. La terapia fisica può contribuire in modo significativo al mantenimento della qualità della vita e della partecipazione lavorativa e sociale, soprattutto in caso di sintomi lievi o moderati.

Un'area di applicazione particolarmente importante è il controllo del dolore intermittente, ad esempio in caso di irritazione infiammatoria intermittente all'interno dell'articolazione. Applicazioni mirate di freddo possono alleviare rapidamente il dolore acuto, mentre gli stimoli termici possono ridurre la tensione muscolare in condizioni croniche e quindi promuovere la mobilità articolare. La combinazione di misure fisiche con una terapia attiva del movimento (esempio fisioterapia, terapia occupazionale) spesso porta a effetti sinergici che vanno oltre il semplice controllo dei sintomi.

La terapia fisica svolge un ruolo importante anche in un contesto preventivo e riabilitativo. Per i pazienti con disallineamenti articolari, squilibri muscolari o un aumentato rischio di artrite, può aiutare a normalizzare le condizioni di carico dell'articolazione e ad arrestare precocemente i cambiamenti degenerativi. Dopo interventi chirurgici come l'artroscopia o misure di conservazione dell'articolazione, aiuta a ripristinare la mobilità c ad alleviare il dolore.

Nonostante questa ampia gamma di possibili applicazioni, la terapia fisica presenta anche evidenti limiti. Questi sono particolarmente evidenti negli stadi avanzati dell'osteoartrite, in cui si sono già verificati notevoli cambiamenti strutturali dell'articolazione. Queste includono deformità articolari, difetti cartilaginei pronunciati, formazione di osteofiti e processi di rimodellamento osseo con disallineamento assiale meccanico. In questi casi, le sole misure conservative non sono più sufficienti a mantenere in modo permanente la funzione articolare o a controllare efficacemente il dolore.

L'efficacia delle misure fisiche può essere limitata anche nei pazienti con osteoartrite infiammatoria attivata (osteoartrite attivata), soprattutto se non esiste un'adeguata terapia farmacologica concomitante. In questi casi, la terapia fisica viene utilizzata principalmente per alleviare i sintomi e mantenere il più possibile la funzione residua, ma non per influenzare causalmente il decorso della malattia.

Va inoltre notato che non tutte le procedure fisiche sono ugualmente ben documentate dal punto di vista scientifico. Mentre l'efficacia della TENS e della crioterapia, ad esempio, è stata ampiamente confermata da studi clinici, la base di evidenza per procedure come la terapia con campi magnetici o la terapia con onde d'urto è ancora incompleta o controversa. La scelta di misure adeguate deve quindi essere sempre basata sull'evidenza, personalizzata e inserita in un concetto terapeutico globale.

7.2 Termoterapia

7.2.1 Applicazioni del calore: Indicazioni ed effetti

La terapia del calore è una procedura classica per rilassare i muscoli, alleviare il dolore e migliorare la circolazione.

Le applicazioni includono:

- Irradiazione ad aria calda
- Impacchi di fango
- Irradiazione a infrarossi
- Bagni caldi o idroterapia

Il calore favorisce la vasodilatazione, migliorando il metabolismo locale e l'apporto di sostanze nutritive alla cartilagine e al tessuto articolare. Allo stesso tempo, la tensione muscolare viene rilasciata, contribuendo ad alleviare il dolore.

Le principali indicazioni per le applicazioni di calore sono il dolore cronico e la rigidità nell'osteoartrite in fase avanzata.

7.2.2 Applicazioni del freddo (crioterapia): Meccanismi d'azione e campi di applicazione

La crioterapia viene utilizzata per gli stati infiammatori acuti. L'applicazione locale del freddo provoca vasocostrizione, riduce il metabolismo dei tessuti infiammati e inibisce il rilascio di mediatori pro-infiammatori.

Tipiche forme di applicazione:

- Impacchi di ghiaccio
- Terapia con aria fredda
- Bagni in acqua fredda

L'applicazione deve essere limitata a brevi intervalli per evitare congelamenti e danni ai tessuti.

Le indicazioni sono in particolare

- Fasi di dolore acuto nell'osteoartrite attivata
- Versamenti articolari
- Condizioni infiammatorie post-operatorie e post-interventistiche

7.3 Elettroterapia

7.3.1 Stimolazione elettrica transcutanea dei nervi (TENS)

La stimolazione elettrica transcutanea dei nervi (TENS) è una procedura elettroterapeutica consolidata e non invasiva, utilizzata principalmente per trattare le condizioni di dolore cronico, compresi i dolori articolari causati dall'osteoartrite. Il metodo si basa sulla stimolazione mirata dei nervi periferici mediante impulsi elettrici applicati tramite elettrodi fissati alla superficie della pelle.

L'effetto terapeutico della TENS è mediato essenzialmente da due meccanismi fisiologici. In primo luogo, la trasmissione degli stimoli nocicettivi nel midollo spinale viene bloccata secondo **la teoria** del **controllo del cancello**. Questa teoria afferma che l'attivazione delle fibre nervose a conduzione rapida e non dolorifica (fibre A-beta) da parte degli impulsi elettrici può inibire la trasmissione dei segnali di dolore attraverso le fibre C a conduzione lenta nel corno posteriore del midollo spinale. Questo riduce o sopprime la sensazione di dolore nel sistema nervoso centrale.

In secondo luogo, la terapia TENS porta all'**attivazione dei sistemi di modulazione del dolore propri dell'organismo**. Stimolando determinate aree nervose, viene stimolato il rilascio di oppioidi endogeni, in particolare beta-endorfine ed encefaline. Questi messaggeri neurochimici hanno un effetto antidolorifico diretto, bloccando i recettori del dolore nel sistema nervoso centrale.

L'applicazione viene solitamente effettuata mediante elettrodi adesivi, che vengono posizionati nell'area dell'articolazione dolorosa o lungo le vie nervose corrispondenti. I parametri di stimolazione, come la frequenza, la durata degli impulsi e l'intensità, vengono personalizzati per ottenere un effetto ottimale. A seconda delle impostazioni, la terapia TENS può fornire un sollievo immediato dal dolore o contribuire a una riduzione a lungo termine dell'intensità del dolore attraverso un uso regolare.

La TENS è il trattamento preferito per il **dolore cronico da osteoartrite**, soprattutto quando la terapia del dolore a base di farmaci non è sufficientemente efficace o causa effetti collaterali indesiderati. Un vantaggio particolare di questo metodo è che i pazienti possono utilizzarlo da soli a casa dopo aver ricevuto istruzioni professionali. I pazienti possono così controllare in larga misura il loro trattamento del dolore da soli e migliorare significativamente la loro qualità di vita.

7.3.2 Terapia a media e alta frequenza

Oltre alla terapia TENS, nella terapia elettroterapeutica del dolore e del movimento si utilizzano anche metodi a media e alta frequenza, ciascuno dei quali persegue obiettivi terapeutici diversi.

La terapia a media frequenza, che comprende la terapia con correnti interferenziali, utilizza correnti elettriche di frequenza compresa tra 1.000 e 10.000 Hertz. Sovrapponendo diverse correnti a media frequenza, si generano oscillazioni a bassa frequenza terapeuticamente efficaci nel tessuto bersaglio.

Questo effetto consente una **stimolazione più profonda dei muscoli e dei tessuti** senza irritare eccessivamente i recettori cutanei. L'obiettivo è alleviare la tensione muscolare, migliorare la circolazione sanguigna negli strati più profondi del tessuto e promuovere il drenaggio linfatico. Inoltre, è possibile ottenere un moderato sollievo dal dolore, particolarmente utile per i disturbi muscolari associati all'osteoartrite.

La terapia ad alta frequenza opera con frequenze che vanno da 10 MHz a diverse centinaia di MHz e comprende procedure come la terapia a onde corte (diatermia). In questo modo si ottiene un **riscaldamento** controllato **e profondo dei tessuti**, che porta a un miglioramento della microcircolazione, al rilassamento muscolare e all'attenuazione del dolore. L'aumento della temperatura dei tessuti stimola il metabolismo e favorisce il riassorbimento degli essudati infiammatori. Inoltre, il miglioramento della circolazione sanguigna favorisce la rimozione dei mediatori infiammatori, che possono avere un effetto positivo sui processi infiammatori cronici dell'articolazione artritica.

Tuttavia, la terapia a radiofrequenza deve essere utilizzata solo sotto la guida di un professionista. Un uso improprio può portare al **surriscaldamento dei tessuti e a danni termici**, in particolare in aree con pelle o tessuto sottile o in prossimità di impianti metallici. Un'attenta selezione dei pazienti e una precisa impostazione del dispositivo sono quindi fondamentali per ottenere in sicurezza gli effetti terapeutici ed evitare complicazioni.

7.3.3 Stimolazione elettrica neuromuscolare (NMES)

La stimolazione elettrica neuromuscolare (**NMES**) è una procedura elettroterapica specializzata che viene utilizzata specificamente per attivare e rafforzare i muscoli. Questo metodo è particolarmente importante per le debolezze muscolari legate all'osteoartrite, poiché gli squilibri muscolari e l'inadeguata stabilizzazione delle articolazioni possono avere un impatto negativo significativo sulla progressione dell'osteoartrite.

Un tipico campo di applicazione della NMES è **l'atrofia dei quadricipiti nell'osteoartrite** del ginocchio, ovvero l'usura avanzata dell'articolazione del ginocchio. A causa del dolore e della relativa postura di sollievo, i pazienti colpiti perdono sempre più i muscoli della coscia, importanti per stabilizzare l'articolazione del ginocchio. Questo indebolimento porta a un'ulteriore destabilizzazione dell'articolazione, che può accelerare il processo artritico. È qui che entra in gioco la NMES, che utilizza impulsi elettrici per innescare contrazioni muscolari mirate che corrispondono all'effetto di allenamento naturale.

Si applica utilizzando elettrodi di superficie posizionati direttamente sui gruppi muscolari interessati. La stimolazione controllata dei nervi motori induce contrazioni muscolari ritmiche che **favoriscono lo sviluppo muscolare e la forza**. Questo effetto non solo contribuisce a migliorare la stabilità dell'articolazione, ma può anche aumentare significativamente le prestazioni funzionali nella vita quotidiana.

La NMES è spesso utilizzata nella **riabilitazione post-operatoria**, ad esempio dopo interventi di sostituzione delle articolazioni o procedure artroscopiche, per favorire la rapida ricostruzione dei muscoli. La NMES può anche essere una valida alternativa terapeutica per i pazienti con mobilità fortemente limitata che non sono in grado di eseguire un allenamento muscolare attivo.

È importante che l'applicazione inizi sotto la guida di un professionista per garantire il corretto posizionamento degli elettrodi, la regolazione ottimale dei parametri dell'impulso e un'esecuzione sicura. Se utilizzata regolarmente, la NMES può contribuire in modo significativo al ripristino funzionale della forza muscolare e a rallentare la progressione dell'osteoartrite.

7.4 Terapia con campo magnetico

7.4.1 Nozioni di base della terapia con campi magnetici pulsati

La terapia con campi *elettromagnetici* pulsati (CEMP) è un progresso moderno delle applicazioni classiche dei campi magnetici. Utilizza specificamente campi elettromagnetici pulsanti a bassa frequenza per influenzare terapeuticamente i processi biologici nei tessuti. A differenza dei campi magnetici statici, che hanno un'intensità di campo costante, i campi magnetici pulsati sono caratterizzati da una variazione dinamica della frequenza e dell'intensità, che consente un effetto più profondo e variabile sui processi cellulari.

La base biofisica dei CEMP si basa sul principio che i campi elettromagnetici inducono correnti elettriche nei tessuti biologici. Queste **correnti ioniche indotte** influenzano principalmente l'attività dei canali ionici voltage-gated nelle membrane cellulari, il che porta a una modulazione dei livelli di calcio intracellulare e di altri processi elettrochimici. Il metabolismo del calcio svolge un ruolo centrale nella regolazione del metabolismo cellulare, della proliferazione e della differenziazione delle cellule, compresi i condrociti, che sono importanti per la rigenerazione della cartilagine.

Inoltre, il CEMP migliora il **flusso sanguigno** locale **e la microcircolazione** nel tessuto. Questi effetti contribuiscono a migliorare l'apporto di ossigeno e sostanze nutritive al tessuto articolare danneggiato e promuovono contemporaneamente la rimozione di metaboliti nocivi e mediatori infiammatori. Ciò sostiene i meccanismi di riparazione dell'organismo e crea un ambiente microecologico favorevole ai processi di rigenerazione.

Un altro approccio terapeutico dei CEMP consiste nell'**influenzare l'espressione genica**. Alcuni studi hanno dimostrato che determinate frequenze e intensità di campo della terapia con campi magnetici pulsati possono modulare l'attività di geni associati all'inibizione dei processi infiammatori e alla promozione delle vie di segnalazione della rigenerazione della cartilagine. L'espressione di citochine antinfiammatorie come l'interleuchina-10 può essere aumentata e la produzione di mediatori pro-infiammatori come l'interleuchina-1β e il TNF-α può essere inibita allo stesso tempo. Anche la sintesi di componenti della matrice extracellulare, come il collagene di tipo II e l'aggrecano, è influenzata positivamente da questa forma di terapia, che può stabilizzare la struttura della cartilagine a lungo termine.

I VEMP vengono solitamente applicati con speciali applicatori o tappeti di campo magnetico in grado di generare campi magnetici pulsanti in modo mirato nell'area delle articolazioni interessate. Le gamme di frequenza sono tipicamente comprese tra 1 e 100 Hertz; la scelta esatta della frequenza e dell'intensità viene adattata individualmente ai sintomi e all'obiettivo terapeutico.

7.4.2 Efficacia clinica e valutazione scientifica

La valutazione scientifica della terapia con campi magnetici, in particolare del CEMP, è caratterizzata da una certa eterogeneità. Mentre alcuni studi clinici dimostrano un beneficio significativo del metodo nel trattamento del dolore e delle limitazioni funzionali dell'osteoartrite, altri studi giungono alla conclusione che non è possibile determinare alcun beneficio terapeutico al di là dell'effetto placebo.

Risultati positivi si riscontrano soprattutto negli studi che hanno esaminato i VEMP nell'**osteoartrite del ginocchio e dell'anca**. In diversi studi randomizzati e controllati, sono stati osservati una moderata ma significativa riduzione dell'intensità del dolore e un miglioramento della funzione articolare. Alcuni studi hanno anche dimostrato un recupero funzionale accelerato nella riabilitazione post-operatoria dopo l'artroplastica utilizzando i CEMP.

Tuttavia, va notato criticamente che gli studi sono stati spesso condotti in condizioni molto diverse, il che rende difficile il confronto dei risultati. Le frequenze, le intensità di campo, le durate di applicazione e i protocolli di trattamento utilizzati variano notevolmente, il che rende difficile una chiara valutazione dell'efficacia clinica. Inoltre, alcuni degli studi positivi presentano debolezze metodologiche, come il numero ridotto di casi, la mancanza di cecità o l'insufficiente osservazione a lungo termine.

Nel complesso, il VEMP è considerato **una misura complementare ben tollerata** nella terapia conservativa dell'osteoartrite, **con pochi effetti collaterali**. È particolarmente adatto come parte di una terapia multimodale che include anche una terapia di esercizio attivo, farmaci e altre applicazioni fisiche. Grazie ai suoi effetti collaterali minimi, il CEMP può essere utilizzato anche nei pazienti che non possono beneficiare pienamente delle terapie farmacologiche a causa di intolleranze o controindicazioni.

Nonostante le segnalazioni di casi individuali positivi e alcuni risultati di studi promettenti, la terapia con campi magnetici non deve essere considerata un sostituto della terapia causale o basata sull'evidenza. Il suo utilizzo deve sempre essere valutato su base individuale e solo come misura complementare nell'ambito di un concetto di trattamento completo. Sono necessari futuri studi a lungo termine di alta qualità metodologica per determinare l'esatto significato di questa forma di terapia nel contesto del trattamento dell'osteoartrite basato sull'evidenza.

7.5 Ultrasuoni e terapia con onde d'urto

7.5.1 Ultrasuoni terapeutici: forme di applicazione ed effetti

L'ultrasuonoterapia è una procedura consolidata in medicina fisica che si basa sull'uso mirato di onde sonore ad alta frequenza nella gamma di frequenze da 0,8 a 3 MHz. Queste onde sonore vengono introdotte nel tessuto attraverso speciali trasduttori, dove provocano **effetti** sia **meccanici** che **termici**. Le onde sonore generano microvibrazioni nel tessuto, che innescano una serie di reazioni biologiche a livello cellulare.

Uno degli effetti fisiologici più importanti della terapia a ultrasuoni è la **stimolazione della microcircolazione**. La stimolazione meccanica delle pareti dei vasi e del tessuto connettivo circostante porta a un miglioramento della circolazione sanguigna nell'area trattata. Questo effetto favorisce l'eliminazione dei prodotti metabolici nocivi e facilita l'apporto di ossigeno e sostanze nutritive ai tessuti, il che è di particolare importanza terapeutica nelle aree articolari degenerative con scarsa circolazione.

Un altro effetto chiave è il **miglioramento dell'attività metabolica delle cellule**. Le vibrazioni meccaniche e il calore che generano aumentano l'attività enzimatica delle cellule trattate e stimolano i processi energetici mitocondriali. Ciò attiva i meccanismi di rigenerazione e riparazione della cartilagine e del tessuto connettivo danneggiati.

Particolarmente degna di nota è la **promozione della neosintesi di collagene**, un effetto cruciale per la stabilizzazione strutturale e la conservazione a lungo termine della funzione articolare. Il collagene è uno dei principali componenti della matrice extracellulare della cartilagine e del tessuto connettivo. Stimolando i tipi di cellule fibroblastiche, si stimola la produzione di collagene di tipo I e II, che può migliorare la stabilità e la resistenza dei tessuti a lungo termine.

Gli ultrasuoni terapeutici **riducono il dolore** anche **influenzando la conduttività nervosa**. Le onde sonore modulano l'eccitabilità dei nervi periferici e hanno quindi un effetto antidolorifico. Inoltre, viene stimolato il rilascio di neurotrasmettitori che modulano il dolore, il che può portare a un miglioramento dei sintomi soggettivi del dolore.

Per quanto riguarda le forme di applicazione, si distinguono due metodi principali:

- **Ultrasuoni continui:** le onde sonore vengono emesse senza interruzioni, il che porta soprattutto a un significativo riscaldamento dei tessuti. Questi effetti termici sono benefici per le sindromi dolorose croniche e le tensioni muscolari, in quanto migliorano l'elasticità del tessuto connettivo, hanno un effetto positivo sulla viscosità del liquido sinoviale e favoriscono il rilassamento muscolare.

- **Ultrasuoni pulsati:** questo metodo emette onde sonore a brevi intervalli e crea principalmente micromassaggi meccanici del tessuto. Questo effetto è particolarmente indicato per le irritazioni acute e le strutture tissutali sensibili, poiché lo sviluppo di calore rimane limitato, mentre gli stimoli meccanici favoriscono la rigenerazione e il drenaggio linfatico.

La terapia a ultrasuoni è il trattamento preferito per i **disturbi articolari cronici** e le **alterazioni degenerative** come l'osteoartrite. Questa terapia si è affermata come una valida aggiunta al trattamento del dolore e al miglioramento funzionale, in particolare nell'area dell'articolazione del ginocchio e delle piccole articolazioni periferiche.

7.5.2 Terapia ad onde d'urto extracorporee (ESWT): indicazioni e prove di efficacia

La **terapia extracorporea a onde d'urto (ESWT)** è una procedura moderna e non invasiva che introduce onde di pressione meccanica ad alta energia nel tessuto malato in modo mirato. Sviluppata originariamente in urologia per rompere i calcoli renali, la ESWT si è ora affermata come parte integrante della terapia del dolore ortopedico e del trattamento delle malattie degenerative delle articolazioni.

L'effetto terapeutico della ESWT si basa sulla generazione di **stimoli meccanici** che provocano microtraumi nel tessuto trattato. Queste microlesioni controllate stimolano una **reazione biologica di guarigione**. In seguito al trattamento, vengono rilasciati fattori di crescita come il **fattore di crescita endoteliale vascolare (VEGF)** e il **fattore di crescita trasformante beta (TGF-β)**. Questi fattori sono fondamentali per l'angiogenesi, cioè la formazione di nuovi vasi sanguigni, e promuovono la rigenerazione cellulare nell'area del tessuto articolare danneggiato.

Inoltre, la stimolazione meccanica migliora la **circolazione sanguigna locale**, aumentando l'attività metabolica nel tessuto trattato da e facilitando la rimozione dei mediatori infiammatori. Questo processo contribuisce in modo significativo ad alleviare il dolore e a migliorare la funzionalità dell'articolazione.

Un altro importante meccanismo d'azione della ESWT è la **neuromodulazione**. Le onde di pressione ad alta energia riducono l'attività delle fibre nervose che conducono il dolore, il che può portare a una riduzione immediata della sensazione di dolore. Questo effetto è di particolare rilevanza clinica nelle sindromi dolorose croniche.

Le indicazioni per la ESWT includono

- **Gonartrosi (osteoartrite dell'articolazione del ginocchio) da iniziale a moderata:** In queste fasi, la ESWT può contribuire a ridurre il dolore e a migliorare la funzionalità dell'articolazione prima che si verifichino danni strutturali irreversibili.

- **Sindrome dolorosa femoropatellare:** la ESWT può fornire un sollievo mirato e un'attenuazione del dolore nell'area della rotula.

- **Tendinopatie in connessione con alterazioni articolari artrosiche:** La ESWT viene utilizzata con successo per le irritazioni tendinee e le alterazioni degenerative dei tendini per promuovere la rigenerazione delle strutture interessate.

L'**efficacia clinica della ESWT** è stata dimostrata da numerosi studi, in particolare per quanto riguarda un significativo **sollievo dal dolore** e un miglioramento a breve termine della funzionalità articolare. Questi effetti positivi sono solitamente visibili dopo pochi cicli di trattamento e contribuiscono in modo significativo al miglioramento della qualità della vita.

Tuttavia, il **miglioramento strutturale a lungo termine del tessuto cartilagineo** non è ancora stato chiaramente dimostrato. Sebbene gli studi preclinici forniscano prove di effetti rigenerativi sulla cartilagine, questi risultati non sono ancora stati confermati al di là di ogni dubbio in grandi studi a lungo termine di alta qualità metodologica sull'uomo. La ESWT deve quindi essere considerata principalmente come una terapia sintomatica e funzionale nell'ambito di un piano di trattamento completo.

7.6 Laser e terapia della luce

7.6.1 Terapia laser a basso livello (LLLT)

La terapia laser a basso livello (LLLT), nota anche come **terapia laser a freddo**, è una moderna procedura di medicina fisica che utilizza specificamente la luce nella gamma di lunghezze d'onda comprese tra **600 e 1000 nanometri**. A differenza dei laser ad alta potenza, la LLLT utilizza una bassa densità di energia, il che significa che non si verifica un riscaldamento significativo dei tessuti. Al contrario, la luce laser dispiega **effetti biostimolanti** a livello cellulare, che avviano una serie di processi rigenerativi e antinfiammatori.

I benefici terapeutici della LLLT si basano su diversi meccanismi molecolari ben studiati. Al centro vi è la **stimolazione della citocromo C ossidasi mitocondriale**, un enzima chiave della catena respiratoria. L'assorbimento della luce laser aumenta l'attività di questo enzima, con conseguente aumento della **produzione** intracellulare **di adenosina trifosfato (ATP)**. L'ATP è la fonte di energia più importante per i processi di riparazione e rigenerazione cellulare. Una maggiore disponibilità di energia nelle cellule favorisce in particolare l'attività metabolica dei condrociti e delle cellule del tessuto connettivo, essenziali per il mantenimento e la ricostruzione della struttura cartilaginea.

Un altro meccanismo d'azione chiave della LLLT è l'**inibizione di citochine pro-infiammatorie** come il **fattore di necrosi tumorale-α (TNF-α)** e l'**interleuchina-1β (IL-1β)**. Entrambe le sostanze messaggere svolgono un ruolo centrale nella fisiopatologia dell'osteoartrite, in quanto promuovono i processi infiammatori nel tessuto articolare, alterano l'omeostasi della cartilagine e accelerano la rottura della matrice extracellulare. Inibendo in modo specifico queste citochine, la LLLT contribuisce a stabilizzare l'ambiente articolare e a ridurre i processi infiammatori dolorosi.

Inoltre, la LLLT **promuove la sintesi di collagene**, in particolare la produzione di collagene di tipo II, che è di grande importanza per l'integrità strutturale della cartilagine articolare. La stimolazione delle cellule cartilaginee contribuisce al mantenimento dell'omeostasi cartilaginea e può contrastare i processi degenerativi, anche se non ci si può aspettare una completa rigenerazione della cartilagine danneggiata.

Studi clinici hanno dimostrato che la LLLT può fornire un **moderato sollievo dal dolore** e un **miglioramento funzionale della mobilità articolare** nell'osteoartrite, soprattutto se usata regolarmente. I risultati migliori si ottengono generalmente quando la LLLT **viene utilizzata in combinazione con altre misure terapeutiche**, come l'esercizio fisico, la terapia del dolore a base di farmaci e le applicazioni fisiche. I principali vantaggi della LLLT sono che è ben tollerata, non provoca dolore e può essere eseguita ambulatoriamente o a domicilio.

7.6.2 Terapia laser ad alta intensità (HILT)

La terapia laser ad alta intensità (HILT) è un ulteriore sviluppo della terapia laser classica che, a differenza della LLLT, lavora con **densità energetiche e potenze laser significativamente più elevate.** Questo maggiore apporto di energia consente di ottenere una penetrazione tissutale molto più profonda, che permette di trattare in modo intensivo le strutture più profonde, come i muscoli, i legamenti, le capsule articolari e persino il tessuto vicino alla cartilagine.

Oltre al ben noto **effetto biostimolante** a livello cellulare, che svolge un ruolo anche nella terapia laser a basso livello, HILT ha anche un pronunciato **effetto termico**. Il riscaldamento dei tessuti porta a una **vasodilatazione** locale, cioè a un'espansione dei vasi sanguigni, che migliora la microcircolazione nel tessuto trattato. L'aumento del flusso sanguigno locale contribuisce a migliorare l'apporto di nutrienti e ossigeno alle aree interessate e facilita la rimozione dei prodotti di scarto del metabolismo e dei mediatori infiammatori.

Un altro effetto importante dell'HILT è il **rilassamento muscolare**, ottenuto grazie al riscaldamento degli strati profondi del tessuto. Questo effetto può essere di grande utilità terapeutica, in particolare nel caso di tensioni muscolari legate all'osteoartrite in grandi articolazioni come il ginocchio, l'anca e la spalla.

HILT viene utilizzato principalmente per le **sindromi dolorose croniche** e nella **riabilitazione dopo un intervento chirurgico**. Le aree di applicazione tipiche sono i pazienti con dolore articolare cronico nel contesto di malattie degenerative che non rispondono adeguatamente alle misure convenzionali, nonché i pazienti post-operatori che cercano una rapida riduzione del dolore e il recupero funzionale.

L'evidenza scientifica sulla HILT è **ancora limitata**, soprattutto a causa della disponibilità relativamente breve di questa tecnologia e dell'eterogeneità dei disegni degli studi. Sebbene manchino studi randomizzati di alta qualità sull'efficacia a lungo termine, numerosi pazienti riferiscono **un significativo sollievo dal dolore a breve termine** e un **notevole miglioramento della funzionalità articolare** già dopo poche sedute di trattamento. Questi effetti positivi sono attribuiti principalmente alla rapida influenza di sul dolore e sui processi infiammatori, nonché al miglioramento della rigenerazione locale dei tessuti.

Nonostante il numero limitato di studi, la HILT viene sempre più utilizzata nella pratica clinica come misura complementare nei concetti di trattamento multimodale. Tuttavia, deve essere utilizzata da specialisti esperti, poiché l'alta densità di energia può portare a effetti collaterali indesiderati, come ustioni cutanee o danni ai tessuti più profondi, se utilizzata in modo non corretto.

7.7 Terapie combinate e approcci integrativi

7.7.1 Programmi di terapia fisica multimodale

Una misura fisica isolata ha spesso un effetto limitato nell'osteoartrite.

I programmi di trattamento di successo combinano diverse terapie fisiche, adattate ai sintomi individuali e allo stadio della malattia.

Ad esempio, una combinazione di applicazioni di calore per rilassare i muscoli, seguite dalla stimolazione elettrica neuromuscolare per rafforzare i muscoli e infine dalla terapia TENS per alleviare il dolore può ottenere un effetto sinergico.

Questi programmi multimodali sono sempre più utilizzati anche nella riabilitazione ospedaliera e ambulatoriale.

7.7.2 Integrazione nei piani di terapia olistica

Le procedure fisiche e strumentali devono sempre essere inserite in un concetto di trattamento completo.

La combinazione di terapie farmacologiche, cambiamenti nella dieta, gestione psicologica del dolore e terapie mirate di esercizio fisico offre le migliori possibilità di un miglioramento duraturo della qualità di vita.

Lo scambio interdisciplinare tra ortopedici, fisioterapisti, terapisti del dolore e psicologi è di fondamentale importanza per garantire una terapia a lungo termine personalizzata, basata sulle esigenze e di successo.

7.8 Bibliografia (Capitolo 7)

Ay, S., Evcik, D. e Kavuncu, V. (2010). Efficacia della terapia con campi elettromagnetici pulsati nell'osteoartrite del ginocchio: studio randomizzato e controllato. *Rheumatology International*, 30(3), 357-363. https://doi.org/10.1007/s00296-009-0983-9

Brosseau, L., Wells, G. A., Brosseau, M., et al. (2012). Terapia laser a basso livello (classi I, II e III) per il trattamento dell'osteoartrite. *Cochrane Database of Systematic Reviews*, (12), CD010035. https://doi.org/10.1002/14651858.CD010035

Clijsen, R., Leoni, D., Schneebeli, A., & Barbero, M. (2017). L'effetto della terapia laser a basso livello sul dolore nei pazienti con osteoartrite del ginocchio: una revisione sistematica e una meta-analisi. *Clinical Rehabilitation*, 31(5), 596-608. https://doi.org/10.1177/0269215516653814

Dantas, L. O., Salvini, T. F., & McAlindon, T. E. (2021). Osteoartrite del ginocchio: trattamenti chiave e terapie emergenti. *BMJ*, 372, n567. https://doi.org/10.1136/bmj.n567

Giggins, O. M., Persson, U. M. e Caulfield, B. M. (2013). Il biofeedback nella riabilitazione. *Journal of NeuroEngineering and Rehabilitation*, 10(1), 60. https://doi.org/10.1186/1743-0003-10-60

Page, M. J., Green, S., McBain, B., et al. (2016). Modalità di elettroterapia per l'osteoartrite del ginocchio. *Cochrane Database of Systematic Reviews*, (6), CD002823. https://doi.org/10.1002/14651858.CD002823

Pieber, K., Marth, R., & Schuhfried, O. (2014). L'efficacia della stimolazione elettrica transcutanea dei nervi (TENS) per il trattamento del dolore cronico: una meta-analisi di studi controllati randomizzati. *Physical Therapy Reviews*, 19(3), 156-163. https://doi.org/10.1179/1743288X14Y.0000000071

Vavken, P., Arrich, F., Schuhfried, O., & Dorotka, R. (2009). Efficacia della terapia con campi elettromagnetici pulsati nella gestione dell'osteoartrite del ginocchio: una meta-analisi di studi randomizzati controllati. *Osteoarthritis and Cartilage*, 17(3), 321-327. https://doi.org/10.1016/j.joca.2008.08.005

Wang, C., Schmid, C. H., Rones, R., et al. (2010). Uno studio randomizzato sul tai chi per la fibromialgia. *New England*

Journal of Medicine, 363(8), 743-754. https://doi.org/10.1056/NEJMoa0912611

Zeng, C., Li, H., Yang, T., et al. (2015). Efficacia della terapia con onde d'urto extracorporee per l'osteoartrite del ginocchio: una revisione sistematica e una meta-analisi. *Journal of Orthopaedic Research*, 33(5), 659-666. https://doi.org/10.1002/jor.22816

8. Terapia nutrizionale e micronutriente

8.1 Influenza dell'alimentazione sul decorso dell'osteoartrite

8.1.1 Sovrappeso e stress meccanico sulle articolazioni

Il sovrappeso è uno dei fattori di rischio più significativi per lo sviluppo e la progressione dell'osteoartrite. Il peso corporeo aggiuntivo aumenta il carico meccanico sulle articolazioni, in particolare sulle articolazioni portanti come le ginocchia, le anche e le piccole articolazioni vertebrali della colonna lombare.

Qualsiasi riduzione del peso ha un effetto positivo dimostrabile sul decorso della malattia. Gli studi dimostrano che una riduzione del peso corporeo di appena il 5-10% può portare a una significativa riduzione del dolore e a un miglioramento della funzionalità articolare.

Inoltre, l'obesità non solo promuove meccanicamente la degenerazione articolare, ma contribuisce anche alla progressione della malattia attraverso vie metaboliche. Il tessuto adiposo è un organo ormonalmente attivo che produce citochine pro-infiammatorie come l'interleuchina-6 (IL-6), il fattore di necrosi tumorale-α (TNF-α) e la leptina, che amplificano i processi infiammatori a livello sistemico.

8.1.2 Componenti alimentari che promuovono e inibiscono l'infiammazione

La dieta può contribuire in modo significativo alla modulazione dei processi infiammatori.

Ingredienti che favoriscono l'infiammazione:

- Acidi grassi saturi (ad esempio da grassi animali e prodotti pronti)
- Grassi trans (soprattutto negli alimenti lavorati industrialmente)
- Carboidrati e zuccheri raffinati, che stimolano il rilascio di mediatori pro-infiammatori.
- Consumo eccessivo di carne rossa e carne lavorata

Ingredienti antinfiammatori:

- Acidi grassi omega-3 (EPA e DHA) provenienti dal pesce azzurro, che inibiscono la sintesi di eicosanoidi pro-infiammatori.
- Antiossidanti come vitamina C, vitamina E e sostanze fitochimiche (ad es. flavonoidi e carotenoidi)
- Polifenoli da tè verde, frutti di bosco, olio d'oliva e cioccolato fondente
- Curcumina dalla radice di curcuma, che inibisce l'attivazione di NF-$\varkappa$B

Una modifica consistente della dieta a favore di una dieta antinfiammatoria può avere un effetto positivo sull'attività della malattia e ridurre la necessità di assumere farmaci antidolorifici.

8.2 Terapia con micronutrienti

8.2.1 Vitamina D e calcio nel metabolismo osseo

La vitamina D svolge un ruolo centrale nel metabolismo del calcio ed è essenziale per la salute delle ossa. Una carenza di vitamina D porta a un'alterata mineralizzazione ossea, che non solo favorisce l'osteoporosi ma anche la progressione dell'osteoartrite.

La vitamina D ha anche un effetto immunomodulatore e inibisce il rilascio di citochine pro-infiammatorie. Gli studi dimostrano che un basso livello di vitamina D è associato a una maggiore prevalenza e gravità dell'osteoartrite.

L'integrazione combinata di vitamina D e calcio è particolarmente utile nei pazienti anziani per stabilizzare la struttura ossea e rallentare i processi di rimodellamento subcondrale.

8.2.2 Importanza degli acidi grassi omega-3 per la salute della cartilagine

Gli acidi grassi omega-3 hanno un forte effetto antinfiammatorio grazie alla formazione di resolvine e protectine.

L'inibizione competitiva del metabolismo dell'acido arachidonico riduce la produzione di eicosanoidi pro-infiammatori, promuovendo al contempo i mediatori antinfiammatori.

Numerosi studi hanno dimostrato che l'integrazione regolare di acidi grassi omega-3 (in particolare EPA e DHA) può portare a una significativa riduzione del dolore da osteoartrite e a un miglioramento della funzionalità articolare.

La dose raccomandata è di 1,5-3 grammi al giorno sotto forma di capsule di olio di pesce o nell'ambito di una dieta ricca di pesce.

8.2.3 Oligoelementi: Zinco, selenio e manganese

Gli oligoelementi svolgono un ruolo importante nel mantenere la capacità antiossidante dell'organismo e la stabilità del tessuto cartilagineo.

- **Lo zinco** è un componente di numerosi enzimi coinvolti nella riparazione cellulare e nella modulazione immunitaria. Una carenza di zinco compromette la rigenerazione della cartilagine e favorisce i processi infiammatori.

- **Il selenio** è un cofattore essenziale della glutatione perossidasi, uno dei più importanti sistemi enzimatici antiossidanti. La carenza di selenio può portare a un aumento del carico ossidativo sui condrociti.

- **Il manganese** è coinvolto nella sintesi dei proteoglicani, essenziali per l'integrità strutturale della matrice cartilaginea.

Un'integrazione mirata di questi oligoelementi può contribuire a ridurre lo stress ossidativo nelle articolazioni e a rallentare la degradazione della cartilagine.

8.3 Uso di antiossidanti

8.3.1 Effetto delle vitamine C ed E sui processi ossidativi della cartilagine

La vitamina C (acido ascorbico) è un antiossidante fondamentale per il corpo umano e svolge un ruolo essenziale nella sintesi del collagene, il componente principale della matrice cartilaginea.

Inoltre, la vitamina C protegge le cellule dai danni ossidativi causati dai radicali liberi, che vengono prodotti in misura crescente durante i processi infiammatori delle articolazioni artritiche. Gli studi dimostrano che un apporto sufficiente di vitamina C può rallentare la progressione della degenerazione della cartilagine.

La vitamina E (tocoferolo) è un antiossidante liposolubile che protegge le membrane lipidiche dei condrociti dallo stress ossidativo. Inibendo la perossidazione lipidica, la vitamina E contribuisce a preservare l'integrità delle membrane cellulari e a ridurre i danni legati all'infiammazione.

Studi clinici hanno dimostrato un moderato sollievo dal dolore e un miglioramento della funzionalità articolare con l'integrazione di vitamina E, soprattutto in combinazione con altre sostanze antiossidanti.

8.3.2 Il coenzima Q10 e il suo ruolo nel metabolismo cellulare

Il coenzima Q10 (ubichinone) è un elemento essenziale della catena respiratoria mitocondriale e quindi fondamentale per la produzione di energia cellulare.

Agisce inoltre come un potente antiossidante che protegge i condrociti dal danno ossidativo.

Una carenza di coenzima Q10 porta a una ridotta produzione di energia nelle cellule della cartilagine e a una maggiore suscettibilità allo stress ossidativo.

Studi di integrazione dimostrano che il coenzima Q10 migliora la funzione mitocondriale, riduce il rilascio di citochine pro-infiammatorie e può migliorare la qualità della vita dei pazienti affetti da malattie articolari croniche degenerative.

8.4   Fitoterapia

8.4.1   La curcumina e i suoi effetti antinfiammatori

La curcumina, il principale ingrediente attivo della radice di curcuma (Curcuma longa), è nota per le sue forti proprietà antinfiammatorie e antiossidanti.

La curcumina inibisce l'attivazione del fattore nucleare kappa B (NF-𝜘B), che è significativamente coinvolto nello sviluppo e nel mantenimento dei processi infiammatori.

Inoltre, la curcumina blocca l'attività della ciclossigenasi-2 (COX-2) e della lipossigenasi, sopprimendo la sintesi di eicosanoidi pro-infiammatori.

Studi randomizzati e controllati dimostrano che la curcumina, sotto forma di estratto standardizzato, può ottenere effetti antidolorifici paragonabili a quelli dei farmaci antinfiammatori non steroidei, ma con un profilo di effetti collaterali significativamente migliore.

8.4.2 Zenzero, boswellia e altri estratti vegetali

Lo zenzero (Zingiber officinale) contiene sostanze bioattive come i gingeroli e gli shogaoli, che hanno un effetto antinfiammatorio e antidolorifico. I preparati a base di zenzero si sono dimostrati particolarmente efficaci per alleviare il dolore e migliorare la mobilità nei casi di osteoartrite del ginocchio.

La boswellia serrata (incenso) contiene acidi boswellici, che hanno un effetto inibitorio sulla 5-lipossigenasi, un enzima chiave del metabolismo infiammatorio.

È stato dimostrato che gli estratti di incenso riducono l'attività infiammatoria e alleviano il dolore nei disturbi artritici.

Altre sostanze vegetali promettenti sono

- **Polifenoli del tè verde:** Fortemente antiossidanti e antinfiammatori, inibiscono la via di segnalazione NF-𝑥B.

- **Artiglio del diavolo (Harpagophytum procumbens):** Antidolorifico e antinfiammatorio, ben tollerato per i dolori articolari cronici.

8.5 Alimentazione e diete funzionali

8.5.1 La dieta mediterranea come concetto nutrizionale protettivo

La dieta mediterranea è caratterizzata da un'alta percentuale di alimenti di origine vegetale, dall'olio d'oliva come principale fonte di grassi, da un moderato consumo di pesce e da una bassa percentuale di carne rossa.

Questa dieta è ricca di acidi grassi omega-3, antiossidanti, sostanze fitochimiche e fibre.

Numerosi studi hanno dimostrato che la dieta mediterranea riduce i processi infiammatori sistemici, ha un effetto positivo sulla sindrome metabolica e aiuta ad alleviare il dolore cronico.

Nei pazienti affetti da osteoartrite, il passaggio a una dieta mediterranea ha permesso di migliorare significativamente la qualità della vita e di ridurre il consumo di antidolorifici.

8.5.2 Diete a basso contenuto di carboidrati e chetogeniche nella terapia dell'osteoartrite

In studi recenti, le diete a basso contenuto di carboidrati e le diete chetogeniche hanno mostrato effetti positivi sulle malattie infiammatorie croniche.

La riduzione dello zucchero e dei carboidrati raffinati abbassa i livelli di insulina e riduce il rilascio di citochine pro-infiammatorie.

La dieta chetogenica, caratterizzata da un apporto estremamente ridotto di carboidrati e da un elevato contenuto di grassi, favorisce la formazione di corpi chetonici, in particolare di beta-idrossibutirrato.

Questo metabolita ha un effetto antinfiammatorio diretto inibendo l'attivazione dell'inflammasoma NLRP3, un fattore chiave nella regolazione dell'infiammazione.

Sebbene non siano ancora stati condotti studi a lungo termine sull'uso delle diete chetogeniche per l'osteoartrite, i primi risultati indicano che è possibile ridurre il peso corporeo e inibire i processi infiammatori nell'articolazione.

8.6 Bibliografia (Capitolo 8)

Arden, N. e Nevitt, M. C. (2006). Osteoartrite: Epidemiologia. *Best Practice & Research Clinical Rheumatology*, 20(1), 3-25. https://doi.org/10.1016/j.berh.2005.09.007

Baker, K. R., Matthan, N. R., Lichtenstein, A. H., et al. (2011). Associazione tra gli acidi grassi n-3 e n-6 dei fosfolipidi plasmatici e la funzione fisica in adulti anziani con mobilità limitata. *European Journal of Clinical Nutrition*, 65(3), 282-289. https://doi.org/10.1038/ejcn.2010.261

Bisht, S. e Bist, S. S. (2011). Curcumina: un potenziale agente terapeutico per le malattie infiammatorie croniche. *Journal of Advanced Pharmaceutical Technology & Research*, 2(1), 11-18. https://doi.org/10.4103/2231-4040.79796

Chaganti, R. K., & Felson, D. T. (2013). Fattori nutrizionali e osteoartrite: una revisione. *Current Opinion in Rheumatology*, 25(1), 80-85. https://doi.org/10.1097/BOR.0b013e32835a941d

Felson, D. T. (2010). L'osteoartrite come malattia della meccanica. *Osteoarthritis and Cartilage*, 18(3), 305-310. https://doi.org/10.1016/j.joca.2009.12.008

Henrotin, Y., Lambert, C., Couchourel, D., Ripoll, C., & Chiotelli, E. (2011). I nutraceutici: rappresentano una nuova era nella gestione dell'osteoartrite? Una revisione narrativa degli insegnamenti tratti da cinque prodotti. *Osteoarthritis and Cartilage*, 19(1), 1-21. https://doi.org/10.1016/j.joca.2010.10.017

Leech, R. M., McNaughton, S. A., & Worsley, A. (2015). Il ruolo dell'equilibrio energetico nella prevenzione e nella gestione dell'osteoartrite. *Obesity Reviews*, 16(7), 557-571. https://doi.org/10.1111/obr.12285

Perricone, C., Bartoloni, E., Bursi, R., et al. (2015). Dieta mediterranea e prevenzione delle malattie croniche. *Clinical*

Reviews in Allergy & Immunology, 50(1), 1-22. https://doi.org/10.1007/s12016-015-8497-8

Shapiro, B. H., & Principe, M. F. (2015). Il ruolo degli integratori alimentari nell'osteoartrite: evidenze attuali e raccomandazioni. *Journal of Clinical Rheumatology*, 21(8), 451-457. https://doi.org/10.1097/RHU.0000000000000304

Zhuo, Q., Yang, W., Chen, J. e Wang, Y. (2012). La sindrome metabolica incontra l'osteoartrite. *Nature Reviews Rheumatology*, 8(12), 729-737. https://doi.org/10.1038/nrrheum.2012.135

9. Terapie psicologiche e comportamentali

9.1 Importanza dei fattori psicosociali nell'osteoartrite

9.1.1 Influenza di stress, depressione e ansia sul decorso della malattia

I fattori psicosociali svolgono un ruolo centrale nelle malattie croniche come l'osteoartrite. La relazione reciproca tra stress psicologico e esperienza del dolore è ben documentata.

Lo stress cronico porta all'attivazione dell'asse ipotalamo-ipofisi-surrene (asse HPA) e al rilascio di ormoni dello stress come il cortisolo. L'attivazione prolungata di questi sistemi può intensificare la percezione del dolore, ridurre la tolleranza al dolore e promuovere l'attività infiammatoria nell'organismo.

L'umore depressivo e i disturbi d'ansia sono particolarmente comuni nei pazienti affetti da osteoartrite. Il dolore persistente, la perdita di mobilità e l'associata riduzione della qualità di vita favoriscono la comparsa di comorbilità psicologiche.

Al contrario, la depressione e l'ansia peggiorano la percezione soggettiva del dolore e favoriscono lo sviluppo di un comportamento passivo nei confronti della malattia, che aumenta l'inattività fisica e l'isolamento sociale.

9.1.2 Distorsioni cognitive e loro effetti sulla percezione del dolore

Distorsioni cognitive come la catastrofizzazione e la percezione selettiva rafforzano la valutazione negativa del dolore e promuovono modelli comportamentali disfunzionali.

La catastrofizzazione è caratterizzata dalla costante aspettativa che il dolore aumenti o non possa più essere controllato. Questo porta a una maggiore risposta emotiva agli stimoli del dolore e a una maggiore attivazione delle aree cerebrali deputate all'elaborazione del dolore.

Anche il cosiddetto "comportamento di evitamento della paura" è frequentemente osservato nei pazienti affetti da osteoartrite. La paura del dolore porta a evitare l'esercizio fisico, anche se è dimostrato che un'attività fisica moderata aiuta ad alleviare il dolore.

Questi schemi di pensiero e di comportamento negativi contribuiscono in modo significativo alla cronicizzazione del dolore e rendono difficile attuare con successo i piani di trattamento.

9.2 Approcci psicoterapeutici nella terapia dell'osteoartrite

9.2.1 Terapia cognitivo-comportamentale (CBT)

La terapia cognitivo-comportamentale è uno dei metodi psicoterapeutici più studiati nella terapia del dolore.

Gli obiettivi della CBT sono

- Riconoscere e modificare gli schemi di pensiero disfunzionali che influenzano negativamente la percezione del dolore.
- Sviluppo di strategie di coping adattive per migliorare la gestione del dolore.
- Promuovere strategie attive di risoluzione dei problemi e di coping positivo della malattia.

Vengono utilizzati diversi metodi terapeutici, tra cui

- Ristrutturazione cognitiva per identificare e modificare i pensieri catastrofici.
- Tecniche di rilassamento per ridurre lo stress, come il rilassamento muscolare progressivo o le tecniche di respirazione.
- Esperimenti comportamentali per sperimentare l'effetto positivo del movimento e dell'attività nonostante il dolore.

Numerosi studi hanno dimostrato che la CBT riduce la percezione del dolore, riduce lo stress emotivo e migliora significativamente la qualità della vita.

9.2.2 Terapia di accettazione e impegno (ACT)

La terapia dell'accettazione e dell'impegno è un approccio psicoterapeutico moderno che aiuta i pazienti a sviluppare un modo diverso di affrontare il dolore cronico.

A differenza della terapia cognitivo-comportamentale, l'attenzione non si concentra sul cambiamento diretto dei pensieri, ma sull'accettazione delle esperienze dolorose senza permettere loro di dominare le azioni.

ACT persegue i seguenti obiettivi:

- Promuovere la flessibilità mentale per condurre una vita soddisfacente nonostante il dolore.
- Sviluppare un atteggiamento consapevole nei confronti di pensieri e sentimenti dolorosi.
- Enfatizzare i valori e allineare le proprie azioni a questi valori, indipendentemente dai sintomi del dolore.

L'ACT si è dimostrata particolarmente efficace per i pazienti con sindromi di dolore cronico difficili da trattare e viene sempre più integrata nei concetti di terapia del dolore multimodale.

9.3 Tecniche di rilassamento e training di mindfulness

9.3.1 Rilassamento muscolare progressivo secondo Jacobson

Il rilassamento muscolare progressivo (PMR) è una delle tecniche di rilassamento più utilizzate ed è stata sviluppata da Edmund Jacobson negli anni Trenta.

Si basa sul principio che uno stato di profondo rilassamento fisico e mentale può essere raggiunto tendendo e rilassando consapevolmente vari gruppi muscolari.

L'esecuzione sistematica porta a una riduzione dell'attività simpatica, a una diminuzione della tensione muscolare e a un miglioramento del flusso sanguigno ai muscoli e alle articolazioni.

Il vantaggio della PMR per i pazienti affetti da osteoartrite è che possono regolare attivamente la tensione che spesso deriva dal dolore cronico. Gli studi dimostrano che l'uso regolare non solo riduce la percezione del dolore, ma migliora anche la qualità del sonno e il benessere generale.

9.3.2 Mindfulness e meditazione: programmi MBSR

Il programma Mindfulness-Based Stress Reduction (MBSR) è stato sviluppato da Jon Kabat-Zinn e combina esercizi di mindfulness meditativa con movimenti dolci e consapevolezza del corpo.

L'obiettivo è sviluppare un approccio consapevole e non giudicante alle sensazioni fisiche, ai pensieri e alle emozioni.

I pazienti imparano a osservare il dolore e il disagio senza giudicarli o evitarli di riflesso. Questa percezione alterata porta a una minore reattività emotiva agli stimoli dolorosi e può ridurre significativamente l'intensità del dolore cronico.

Gli studi dimostrano che i programmi MBSR migliorano significativamente la qualità della vita, la tolleranza al dolore e il benessere psicologico in condizioni di dolore cronico come l'osteoartrite.

9.3.3 Il biofeedback e la sua applicazione al dolore cronico

Il biofeedback è una procedura scientificamente riconosciuta in cui i processi fisiologici come la frequenza cardiaca, la tensione muscolare, la frequenza respiratoria o la conduttività cutanea vengono visualizzati mediante dispositivi tecnici.

Ricevendo un feedback diretto, i pazienti possono imparare a influenzare le loro reazioni fisiche in modo mirato.

Nella terapia dell'osteoartrite, il biofeedback viene utilizzato in particolare per:

- Ridurre la tensione muscolare nella zona dei muscoli stabilizzatori dell'articolazione.
- Promuovere il controllo consapevole della respirazione e delle reazioni di rilassamento.
- Ridurre le reazioni al dolore cronico attraverso la regolazione controllata del sistema nervoso autonomo.

A lungo termine, il biofeedback può rafforzare l'autoefficacia e aiutare i pazienti ad assumere un ruolo attivo nella gestione del dolore.

9.4 Programmi educativi e autogestione

9.4.1 Educazione del paziente alla gestione del dolore

Un elemento centrale della moderna terapia dell'osteoartrite è l'educazione completa dei pazienti sui meccanismi della malattia, sul decorso della stessa e sugli obiettivi realistici del trattamento.

Convogliare i programmi educativi:

- Conoscenza di base della fisiopatologia dell'osteoartrite.
- Strategie per il controllo indipendente del dolore e il miglioramento funzionale.
- Affrontare lo stress psicosociale e promuovere un approccio positivo alla malattia.

Attraverso una formazione mirata, i pazienti possono essere incoraggiati ad assumersi la responsabilità della propria salute, ad aumentare la propria attività e a riconoscere e modificare i modelli di comportamento dannosi.

9.4.2 Sviluppo di strategie di coping e di competenza sul dolore

Sviluppare un alto livello di competenza sul dolore è fondamentale per evitare che il dolore diventi cronico.

Le strategie centrali di coping includono

- Strategie cognitive come la reinterpretazione positiva delle situazioni di stress.
- Strategie attive di problem solving per la gestione mirata delle limitazioni quotidiane.

- Supporto sociale e sviluppo consapevole di contatti sociali positivi.
- Regolazione delle emozioni attraverso tecniche di rilassamento e mindfulness.

Un programma di autogestione ben sviluppato aiuta a superare l'impotenza che spesso accompagna le malattie croniche e a migliorare significativamente la qualità della vita anche se la malattia persiste.

9.5 Bibliografia (Capitolo 9)

Andersson, G. e Turk, D. C. (2014). La psicologia del dolore cronico: rilevanza e implicazioni per il trattamento. *Current Opinion in Psychiatry*, 27(5), 370-375. https://doi.org/10.1097/YCO.0000000000000092

Baer, R. A. (2003). Il training di mindfulness come intervento clinico: una revisione concettuale ed empirica. *Psicologia clinica: scienza e pratica*, 10(2), 125-143. https://doi.org/10.1093/clipsy/bpg015

Cohen, M. J., Quintner, J. L., & Buchanan, D. (2013). Il dolore cronico è una malattia? *Medicina del dolore*, 14(9), 1284-1289. https://doi.org/10.1111/pme.12114

Eccleston, C., Morley, S. e Williams, A. (2013). Approcci psicologici alla gestione del dolore cronico: evidenze e sfide. *British Journal of Anaesthesia*, 111(1), 59-63. https://doi.org/10.1093/bja/aet109

Kabat-Zinn, J. (1990). *Full Catastrophe Living: Using the Wisdom of Your Body and Mind to Face Stress, Pain, and Illness.* New York: Delacorte.

Keefe, F. J., Main, C. J., & George, S. Z. (2018). Progredire nella pratica psicologicamente informata per i pazienti con dolore muscoloscheletrico persistente: promesse, insidie e soluzioni. *Physical Therapy*, 98(5), 398-407. https://doi.org/10.1093/ptj/pzy034

McCracken, L. M. e Vowles, K. E. (2014). Terapia di accettazione e impegno e mindfulness per il dolore cronico: modello, processo e progressi. *American Psychologist*, 69(2), 178-187. https://doi.org/10.1037/a0035623

Morley, S. e Williams, A. (2015). Nuovi sviluppi nella gestione psicologica del dolore cronico. *Canadian Journal of Psychiatry*, 60(4), 168-175. https://doi.org/10.1177/070674371506000403

Turk, D. C. e Okifuji, A. (2010). Fattori psicologici nel dolore cronico: evoluzione e rivoluzione. *Journal of Consulting and Clinical Psychology*, 70(3), 678-690. https://doi.org/10.1037/0022-006X.70.3.678

Veehof, M. M., Oskam, M. J., Schreurs, K. M., & Bohlmeijer, E. T. (2011). Interventi basati sull'accettazione per il trattamento del dolore cronico: una revisione sistematica e un'analisi meta- . *Pain*, 152(3), 533-542. https://doi.org/10.1016/j.pain.2010.11.002

10. Concetti di trattamento interdisciplinare e multimodale

10.1 La necessità di un approccio terapeutico integrativo

10.1.1 Limiti degli interventi monoterapici

Per molto tempo, il precedente trattamento dell'osteoartrite è stato caratterizzato da un approccio monoterapico, in cui l'attenzione era rivolta ai farmaci, alla fisioterapia o alla chirurgia.

Tuttavia, queste strategie di trattamento unilaterali sono spesso insufficienti, poiché l'osteoartrite è una malattia complessa che comprende aspetti strutturali, funzionali e psicosociali.

Concentrarsi esclusivamente sulla terapia sintomatica del dolore, senza considerare i fattori biomeccanici, metabolici e psicologici sottostanti, può aiutare ad alleviare i sintomi a breve termine, ma raramente porta a un miglioramento duraturo della qualità della vita o a una stabilizzazione del decorso della malattia.

In particolare, i pazienti con stadi avanzati della malattia, comorbidità multiple e dolore cronico non traggono sufficienti benefici da approcci terapeutici isolati.

10.1.2 Vantaggi delle forme di terapia combinata

Un concetto di trattamento integrativo e multimodale combina diverse misure terapeutiche che affrontano i fattori fisici, psicologici e sociali che influenzano la malattia.

I principali vantaggi di questi concetti sono

- Miglioramento del controllo del dolore attraverso l'uso di elementi terapeutici sinergici.

- Aumentare la capacità funzionale e la mobilità attraverso misure di riabilitazione coordinate.

- Riduzione del consumo di farmaci e quindi degli effetti collaterali attraverso trattamenti complementari non farmacologici.

- Miglioramento sostenibile della salute mentale e della qualità della vita attraverso interventi psicoterapeutici ed educativi mirati.

I programmi multimodali vengono sempre più spesso implementati anche nelle cliniche specialistiche del dolore e nei centri di riabilitazione, al fine di fornire un'assistenza olistica e personalizzata per i casi complessi di osteoartrite.

10.2 Modelli di terapia del dolore multimodale

10.2.1 Progettazione e struttura dei programmi multimodali

I programmi di terapia del dolore multimodale sono generalmente di natura interdisciplinare e prevedono una stretta collaborazione tra diverse aree specialistiche, tra cui

- Ortopedia e reumatologia
- Medicina del dolore
- Fisioterapia e medicina dello sport
- Psicoterapia e terapia comportamentale
- Consulenza nutrizionale

La durata del trattamento varia a seconda della gravità della malattia, ma di solito i programmi si svolgono nell'arco di diverse settimane con sessioni di terapia giornaliere.

Una giornata tipo comprende:

- Visite mediche e terapia del dolore
- Fisioterapia e terapia dell'esercizio per migliorare la funzionalità delle articolazioni
- Sessioni psicologiche di gruppo per la gestione del dolore e dello stress
- Tecniche di rilassamento e training di mindfulness
- Formazione nutrizionale e consulenza personalizzata

10.2.2 Evidenza e successo degli approcci interdisciplinari

Numerosi studi hanno dimostrato l'efficacia dei concetti multimodali per i disturbi del dolore cronico, compresa l'osteoartrite.

Le meta-analisi mostrano miglioramenti significativi nelle seguenti aree:

- Riduzione dell'intensità del dolore
- Aumento della funzionalità fisica
- Migliorare la salute mentale e ridurre la depressione e i disturbi d'ansia
- Riduzione a lungo termine dell'uso di terapie farmacologiche

Gli approcci multimodali sono oggi considerati il gold standard nel trattamento dei disturbi cronici complessi del dolore e sono espressamente raccomandati da linee guida internazionali come quelle dell'OARSI (Osteoarthritis Research Society International).

10.3 Integrazione di terapie innovative in concetti di trattamento consolidati

10.3.1 Uso di terapie biologiche e cellulari nell'ambito di programmi multimodali

La crescente disponibilità di terapie biologiche e cellulari, come la terapia con cellule staminali, il trapianto di condrociti o l'uso di esosomi, rappresenta una promettente espansione dei programmi di trattamento multimodale dell'osteoartrite.

Queste procedure innovative offrono la possibilità di rigenerare in modo mirato i danni strutturali della cartilagine articolare e di arrestare i processi degenerativi.

Tuttavia, per massimizzare i benefici di questi approcci, è fondamentale che non vengano utilizzati in modo isolato, ma come parte integrante di un concetto terapeutico completo.

La procedura ottimale è la seguente:

- Diagnostica mirata per identificare i candidati adatti alle terapie biologiche.

- Combinazione di terapie cellulari con un programma di riabilitazione strutturato per controllare in modo ottimale i carichi meccanici sull'articolazione.

- Terapia fisica integrativa per promuovere la rigenerazione dei tessuti e migliorare la stabilità articolare.

La fase post-terapeutica dopo gli interventi cellulari dovrebbe essere accompagnata da controlli regolari per valutare oggettivamente il successo delle misure e per poter reagire tempestivamente a eventuali complicazioni.

10.3.2 Combinazione di approcci terapeutici classici e innovativi

Il successo del trattamento dell'osteoartrite richiede spesso una combinazione di metodi convenzionali collaudati e di nuovi approcci innovativi.

Ad esempio, un paziente può beneficiare di un iniziale controllo del dolore attraverso misure farmacologiche e applicazioni fisiche, per poi sottoporsi a una terapia rigenerativa come l'iniezione di cellule staminali o l'impianto di condrociti associati alla matrice.

Nel prosieguo del trattamento, si ricorre a misure fisioterapiche per stabilizzare l'articolazione, a interventi psicoterapeutici per migliorare la gestione del dolore e a programmi educativi per sostenere l'autogestione attiva.

Una pianificazione terapeutica così dinamica e personalizzata permette di ottenere un sollievo a breve termine dai sintomi e un miglioramento a lungo termine della funzione articolare e della qualità della vita.

10.4 Sfide e prospettive per l'assistenza integrativa

10.4.1 Ostacoli organizzativi ed economici

L'implementazione di concetti di trattamento interdisciplinari e multimodali è associata a notevoli sfide organizzative ed economiche.

Le barriere più comuni includono

- Elevato impegno di personale e logistico per coordinare le varie discipline specialistiche.
- Mancanza di collegamento tra assistenza ambulatoriale e ospedaliera.
- Insufficiente rimborso dei programmi di terapia multimodale da parte delle assicurazioni sanitarie, soprattutto per le terapie innovative non ancora ampiamente approvate.
- Capacità limitata di strutture specializzate in grado di offrire un'assistenza multimodale completa.

A lungo termine, sono necessarie iniziative di politica sanitaria per radicare maggiormente l'importanza di questi approcci olistici nel sistema sanitario e per garantirne un finanziamento sostenibile.

10.4.2 Prospettive future per il trattamento interdisciplinare dell'osteoartrite

Il futuro della terapia dell'osteoartrite risiede indubbiamente nell'implementazione coerente dei concetti di cura integrativa.

La crescente creazione di centri specializzati in malattie muscoloscheletriche, la digitalizzazione dei processi di cura e l'uso di moderni servizi di telemedicina renderanno più facile coordinare in modo efficiente programmi di trattamento complessi in futuro.

Inoltre, la crescente evidenza degli effetti positivi degli approcci multimodali contribuirà a garantire una maggiore integrazione di queste forme di trattamento nelle linee guida e nei sistemi di rimborso.

La stretta integrazione tra ricerca, pratica clinica e partecipazione dei pazienti sarà un fattore chiave di successo nello sviluppo e nell'affermazione permanente di concetti terapeutici individualizzati, efficaci ed economicamente sostenibili.

10.5 Bibliografia (Capitolo 10)

Bannuru, R. R., Osani, M. C., Vaysbrot, E. E., et al. (2019). Linee guida OARSI per la gestione non chirurgica dell'osteoartrite di ginocchio, anca e poliarticolare. *Osteoarthritis and Cartilage*, 27(11), 1578-1589.
https://doi.org/10.1016/j.joca.2019.06.011

Dagenais, S., Caro, J. e Haldeman, S. (2008). Una revisione sistematica degli studi sul costo della malattia del mal di schiena negli Stati Uniti e a livello internazionale. *Spine Journal*, 8(1), 8-20. https://doi.org/10.1016/j.spinee.2007.10.005

Gatchel, R. J., Peng, Y. B., Peters, M. L., Fuchs, P. N., & Turk, D. C. (2007). L'approccio biopsicosociale al dolore cronico: progressi scientifici e direzioni future. *Psychological Bulletin*, 133(4), 581-624. https://doi.org/10.1037/0033-2909.133.4.581

Hoffman, B. M., Papas, R. K., Chatkoff, D. K., & Kerns, R. D. (2007). Meta-analisi degli interventi psicologici per la lombalgia cronica. *Health Psychology*, 26(1), 1-9.
https://doi.org/10.1037/0278-6133.26.1.1

Hooten, W. M. (2016). Dolore cronico e disturbi mentali: meccanismi neurali, epidemiologia e trattamento condivisi. *Mayo Clinic Proceedings*, 91(7), 955-970. https://doi.org/10.1016/j.mayocp.2016.02.018

Karjalainen, K., Malmivaara, A., van Tulder, M., et al. (2001). Riabilitazione biopsicosociale multidisciplinare per la lombalgia subacuta negli adulti in età lavorativa. *Cochrane Database of Systematic Reviews*, (2), CD002193. https://doi.org/10.1002/14651858.CD002193

Klinger, R., Blasini, M., Schmitz, J., & Colloca, L. (2018). Effetti nocebo negli studi clinici: Spunti per la terapia del dolore. *Pain Reports*, 3(3), e654. https://doi.org/10.1097/PR9.0000000000000654

Turk, D. C., Wilson, H. D. e Cahana, A. (2011). Trattamento del dolore cronico non oncologico. *The Lancet*, 377(9784), 2226-2235. https://doi.org/10.1016/S0140-6736(11)60402-9

Von Korff, M. e Moore, J. C. (2001). Cura graduale del mal di schiena: attivare l'autocura. *Spine*, 26(24), 2671-2679. https://doi.org/10.1097/00007632-200112150-00007

Wetherell, J. L., Afari, N., Rutledge, T., et al. (2011). Terapia di accettazione e impegno per il disturbo d'ansia generalizzato: uno studio pilota. *Behaviour Therapy*, 42(1), 56-68. https://doi.org/10.1016/j.beth.2010.03.002

11. Approcci di medicina personalizzata e terapia genetica

11.1 Fondamenti della terapia personalizzata dell'osteoartrite

11.1.1 Importanza delle predisposizioni genetiche per il rischio di malattia

Lo sviluppo e la progressione dell'osteoartrite sono un complesso processo multifattoriale che deriva dall'interazione di predisposizioni genetiche, meccanismi biologici molecolari e un'ampia gamma di influenze ambientali. Questo stretto intreccio di fattori biologici ed esterni fa sì che sia il rischio di sviluppare la malattia sia il suo decorso clinico possano variare notevolmente da individuo a individuo. Mentre i fattori ambientali come lo stress meccanico, l'obesità o le lesioni giocano un ruolo importante, l'importanza delle predisposizioni genetiche sta diventando sempre più oggetto di ricerca scientifica, in quanto esercitano un'influenza fondamentale sulla suscettibilità individuale alle alterazioni osteoartritiche.

Negli ultimi anni, ampi studi di associazione genomica (GWAS) hanno identificato una serie di varianti genetiche che sono significativamente associate a un aumento del rischio di sviluppare l'osteoartrite. Questi fattori genetici influenzano principalmente la struttura, la funzione e la capacità rigenerativa della cartilagine articolare, dell'osso subcondrale e del tessuto connettivo. Le variazioni geniche che intervengono direttamente nella regolazione del collagene, delle metalloproteinasi della matrice e dei processi di crescita e differenziazione sono particolarmente degne di nota.

Importanti fattori di rischio genetici sono

- Polimorfismi nel **gene COL2A1**, che codifica per il collagene di tipo II. Il collagene di tipo II è il componente principale della cartilagine articolare ed è fondamentale per la sua stabilità meccanica e la sua resilienza. Mutazioni o polimorfismi in questo gene possono portare a un indebolimento strutturale della cartilagine, che aumenta significativamente la suscettibilità alle alterazioni degenerative.

- Varianti geniche nel **gene MMP-13**, che regola l'espressione delle metalloproteinasi di matrice, in particolare della MMP-13. La MMP-13 è un enzima significativamente coinvolto nella degradazione della matrice extracellulare e, in particolare, promuove la degradazione del collagene di tipo II nella cartilagine articolare. L'iperattivazione di questo enzima porta a una degenerazione accelerata della cartilagine, che è una caratteristica fisiopatologica centrale dell'osteoartrite.

- varianti nel **gene GDF5** (Growth Differentiation Factor 5), che svolge un ruolo chiave nella condrogenesi e nello sviluppo della cartilagine articolare. Il GDF5 è un fattore di crescita che promuove la differenziazione delle cellule staminali mesenchimali in condrociti, favorendo così in modo significativo la formazione e la rigenerazione del tessuto cartilagineo. Le varianti genetiche che compromettono l'espressione o la funzione di GDF5 possono ridurre significativamente la capacità di rigenerare la cartilagine.

L'identificazione di tali fattori di rischio genetici è di importanza centrale per la stratificazione precoce del rischio. Permette di riconoscere gli individui potenzialmente a rischio in una fase preclinica e di fornire informazioni mirate. Inoltre, la conoscenza delle predisposizioni genetiche apre nuove strade per le misure preventive e le strategie terapeutiche individualizzate che sono adattate alle specifiche cause molecolari della malattia. A lungo termine, l'integrazione della diagnostica genetica nella pratica clinica può contribuire a influenzare positivamente il decorso della malattia e a migliorare significativamente la qualità di vita dei pazienti affetti.

11.1.2 Biomarcatori per la personalizzazione della terapia e la valutazione della prognosi

Negli ultimi anni l'uso dei biomarcatori nella diagnosi e nella pianificazione del trattamento dell'osteoartrite è diventato molto importante. I biomarcatori sono parametri biologici misurabili che forniscono informazioni oggettive sui processi fisiologici o fisiopatologici e servono come base per una classificazione più precisa della malattia, la selezione di opzioni terapeutiche personalizzate e la valutazione della prognosi. L'integrazione dei biomarcatori nel processo decisionale clinico rappresenta un passo decisivo verso la medicina personalizzata, che consente di adattare in modo ottimale le strategie di trattamento alle esigenze individuali e ai profili di rischio dei pazienti.

I biomarcatori più importanti nel contesto dell'osteoartrite comprendono

- **Marcatori infiammatori**, tra cui in particolare la proteina C-reattiva (CRP) e l'interleuchina-6 (IL-6). La CRP è una proteina della fase acuta la cui concentrazione nel plasma sanguigno aumenta rapidamente durante le reazioni infiammatorie sistemiche. Un livello elevato di CRP può indicare processi infiammatori associati all'osteoartrite, anche se la malattia è principalmente di natura degenerativa. L'IL-6 è una citochina pro-infiammatoria che svolge un ruolo centrale nell'attivazione e nel mantenimento dei processi infiammatori. Livelli elevati di IL-6 sono spesso associati a una progressione attiva della malattia e a una prognosi peggiore.

- **Prodotti di degradazione della cartilagine**, in particolare prodotti di degradazione del collagene di tipo II (CTX-II), rilevabili nelle urine. Questi biomarcatori riflettono lo stato attuale della degradazione della cartilagine e forniscono informazioni sulle attività cataboliche dell'articolazione. Un livello elevato di CTX-II è spesso considerato un indicatore della progressiva distruzione dell'articolazione e può essere utilizzato per valutare lo stadio della malattia e monitorare il successo del trattamento.

- **Marcatori genetici** utilizzati principalmente sotto forma di analisi SNP (polimorfismi a singolo nucleotide). Queste analisi consentono di identificare i profili di rischio genetici che sono associati a una maggiore suscettibilità allo sviluppo e alla progressione dell'osteoartrite. Grazie alla registrazione di tali marcatori genetici, è possibile valutare con maggiore precisione la prognosi individuale della malattia e selezionare in modo mirato gli interventi terapeutici.

L'uso dei biomarcatori non solo consente di effettuare una diagnosi più differenziata, ma apre anche la possibilità di monitorare il decorso della malattia a livello biologico molecolare e di reagire precocemente a cambiamenti terapeutici o a peggioramenti delle condizioni cliniche. I biomarcatori contribuiscono inoltre in modo significativo allo sviluppo di nuovi farmaci, in quanto possono essere utilizzati come endpoint surrogati negli studi clinici per valutare l'efficacia e la sicurezza di approcci terapeutici innovativi.

A lungo termine, si prevede che l'uso mirato dei biomarcatori diventerà parte integrante del trattamento personalizzato dell'osteoartrite. Questo non solo renderà la terapia più efficiente, ma migliorerà anche in modo significativo la qualità di vita dei pazienti grazie a un intervento precoce e basato sulle esigenze.

11.2 Diagnosi genetica e profili di rischio individuali

11.2.1 Metodi di analisi del genoma nella ricerca sull'osteoartrite

La moderna ricerca sul genoma ha compiuto progressi significativi negli ultimi anni grazie all'uso di metodi di analisi genetica molecolare ad alta risoluzione, che hanno fatto avanzare in modo significativo anche la ricerca sulle malattie degenerative complesse come l'osteoartrite. Al centro di questo sviluppo c'è la tecnologia di sequenziamento di nuova generazione (NGS), che consente di analizzare in modo approfondito e completo ampie sezioni del genoma ad alta velocità e a costi contenuti. Questa tecnologia sta rivoluzionando la diagnostica genetica, in quanto consente di aumentare notevolmente la quantità di dati rispetto ai metodi di sequenziamento convenzionali, riducendo al contempo i costi e accorciando drasticamente i tempi di analisi.

La tecnologia NGS consente di analizzare in dettaglio l'intero genoma e sezioni mirate come l'esoma o specifiche regioni regolatorie del DNA. Ciò consente di identificare sistematicamente le varianti genetiche che possono essere associate a una maggiore suscettibilità all'osteoartrite o a un decorso specifico della malattia. Questi risultati contribuiscono in modo significativo a una migliore comprensione delle basi fisiopatologiche dell'osteoartrite e allo sviluppo di nuovi approcci terapeutici basati sui fattori di rischio genetici individuali dei pazienti.

I metodi di analisi particolarmente rilevanti nella ricerca sull'osteoartrite sono:

- Sequenziamento dell'intero esoma (WES): questo metodo si concentra sull'analisi delle sezioni codificanti del genoma, cioè gli esoni responsabili della sintesi delle proteine. Poiché molte variazioni genetiche rilevanti per la malattia influenzano direttamente la struttura e la funzione delle proteine, il WES consente di studiare in modo mirato le regioni geniche che potrebbero essere direttamente coinvolte nella patogenesi dell'osteoartrite. Identificando le varianti patogene nei geni che controllano, ad esempio, l'omeostasi della cartilagine , il metabolismo osseo o la regolazione dei processi infiammatori, è possibile creare un profilo di rischio preciso.

- **Array SNP (single nucleotide polymorphism array)**: Questa tecnologia viene utilizzata per identificare le varianti di rischio genetico note che sono già state associate a un aumento del rischio di osteoartrite nella letteratura scientifica. Analizzando centinaia di migliaia o milioni di singole variazioni nucleotidiche nel genoma, è possibile identificare i geni di rischio in modo rapido ed efficiente. Questo metodo è particolarmente adatto a studi basati sulla popolazione e alla creazione di mappe di rischio genetico, che consentono una valutazione più precisa del rischio individuale di malattia.

- **Analisi epigenetiche**: oltre all'analisi diretta della sequenza del DNA, le analisi epigenetiche stanno diventando sempre più importanti. L'attenzione si concentra in particolare sui modelli di metilazione del DNA che regolano l'espressione genica senza modificare la sequenza nucleotidica sottostante. I cambiamenti nella metilazione dei geni coinvolti nella regolazione dei processi infiammatori o del metabolismo della cartilagine, ad esempio, possono contribuire in modo significativo allo sviluppo e alla progressione dell'osteoartrite. I marcatori epigenetici offrono quindi un'ulteriore, importante dimensione per la creazione di profili di rischio individuali e lo sviluppo di nuovi approcci terapeutici che influenzino in modo specifico le modifiche epigenetiche.

L'applicazione di questi metodi di analisi genetica ed epigenetica all'avanguardia consente una caratterizzazione completa della disposizione genetica individuale dei pazienti affetti da osteoartrite. Queste scoperte costituiscono la base scientifica per lo sviluppo di strategie di prevenzione e trattamento personalizzate, specificamente adattate alle caratteristiche biologiche molecolari di ciascun paziente.

11.2.2 Sviluppo di strategie di prevenzione e trattamento personalizzate

La conoscenza dei fattori di rischio genetici individuali apre prospettive completamente nuove nella prevenzione e nel trattamento dell'osteoartrite. Identificando precocemente le predisposizioni genetiche, è possibile introdurre misure preventive con l'obiettivo di ritardare l'insorgenza della malattia o, idealmente, di prevenirla del tutto. Ciò rappresenta un cambiamento paradigmatico nell'assistenza medica, che passa da un trattamento reattivo a un approccio proattivo e preventivo.

Molto prima che compaiano i sintomi clinicamente manifesti dell'osteoartrite, è possibile effettuare una valutazione del rischio individuale analizzando i profili di rischio genetici. Sulla base di questa valutazione del rischio, si possono raccomandare misure mirate che riguardano sia lo stile di vita che le cure mediche.

Queste misure preventive e terapeutiche includono, tra l'altro:

- Raccomandazioni tempestive per la riduzione delle sollecitazioni meccaniche: In caso di debolezze geneticamente determinate del tessuto cartilagineo, ad esempio a causa di polimorfismi accertati nel gene COL2A1, è essenziale una riduzione mirata dei carichi articolari eccessivi. Programmi di allenamento e di esercizio adattati individualmente che alleggeriscono le articolazioni e allo stesso tempo promuovono la stabilizzazione muscolare contribuiscono a rallentare i processi degenerativi e a mantenere la funzione articolare a lungo termine.

- **Raccomandazioni nutrizionali e micronutrienti specifiche**: L'assunzione mirata di nutrienti che favoriscono l'omeostasi della cartilagine svolge un ruolo centrale nella prevenzione e nel trattamento dell'osteoartrite. Si tratta in particolare di sostanze come gli acidi grassi omega-3, gli antiossidanti, la vitamina D, la vitamina K2 e alcuni aminoacidi, che hanno dimostrato di avere proprietà antinfiammatorie e protettive della cartilagine. Nel caso di profili di rischio genetici noti, queste raccomandazioni possono essere personalizzate per supportare in modo specifico il metabolismo della cartilagine.

- **Selezione di opzioni terapeutiche che influenzino in modo specifico i meccanismi molecolari della malattia**: A seconda dei fattori di rischio genetici identificati, la terapia può essere mirata a specifici meccanismi fisiopatologici. Per esempio, si può prendere in considerazione l'uso di inibitori della MMP-13 per rallentare la degradazione della cartilagine se il gene della MMP-13 risulta essere iperattivo. Anche l'uso di terapie biologiche che inibiscono specificamente le citochine pro-infiammatorie può essere utile, a seconda del profilo genetico individuale.

Nella pratica clinica, questo approccio personalizzato viene sempre più integrato dalla combinazione della diagnostica genetica con la diagnostica per immagini convenzionale, come la risonanza magnetica (RM) e i parametri chimici di laboratorio. Questa diagnostica integrativa consente una valutazione completa dello stadio attuale della malattia e un piano di trattamento differenziato in base ai risultati molecolari e clinici.

A lungo termine, la medicina personalizzata cambierà definitivamente il trattamento dell'osteoartrite, consentendo una maggiore efficacia terapeutica con minori effetti collaterali. La prevenzione mirata e la pianificazione di una terapia personalizzata possono non solo rallentare la progressione della malattia, ma anche migliorare significativamente la qualità di vita dei pazienti e ridurre sostanzialmente i costi sociali associati al trattamento e all'assistenza dei pazienti affetti da osteoartrite.

11.3 Terapia genica e interventi molecolari

11.3.1 Possibilità di modifica genica mirata (CRISPR/Cas9 e altri metodi)

La terapia genica apre prospettive terapeutiche completamente nuove nel campo del trattamento dell'osteoartrite, poiché affronta direttamente le cause molecolari della malattia. Invece di limitarsi ad alleviare i sintomi o a rallentare la progressione della malattia, la terapia genica mira a correggere i processi patologici a livello genetico o addirittura a eliminarli completamente. Il progresso tecnologico più significativo in questo settore è stato lo sviluppo della **tecnologia CRISPR/Cas9**, che consente di modificare il materiale genetico in modo preciso e relativamente semplice.

CRISPR/Cas9 si basa su un meccanismo di difesa naturale dei batteri contro i virus ed è stato adattato per l'editing mirato del genoma nelle cellule umane e animali. Questo metodo consente di disattivare in modo mirato i geni che causano malattie (**knock-out**) o di attivare in modo mirato i geni protettivi o di inserire nuovi geni funzionali (**knock-in**). L'elevata precisione ed efficienza di questo metodo lo rende particolarmente interessante per la ricerca e il potenziale trattamento di malattie genetiche degenerative come l'osteoartrite.

Nell'attuale ricerca sull'osteoartrite, la tecnologia CRISPR viene utilizzata principalmente per i seguenti approcci terapeutici mirati:

- **Inibizione dell'espressione degli enzimi che degradano la cartilagine**, in particolare la **metalloproteinasi-13 (MMP-13)**. Questo enzima svolge un ruolo centrale nel processo di degradazione catabolica della cartilagine articolare, degradando il principale componente della matrice cartilaginea, il collagene di tipo II. Inattivando in modo specifico il gene della MMP-13, la degenerazione della cartilagine può essere rallentata in modo significativo o addirittura prevenuta.

- **Bloccare la produzione di citochine pro-infiammatorie**, in particolare l'**interleuchina-1β (IL-1β)**, che svolge un ruolo chiave nel mantenimento dei processi infiammatori cronici nell'articolazione. La disattivazione genetica del gene dell'IL-1β riduce la componente infiammatoria dell'osteoartrite, il che può avere un effetto favorevole sul decorso della malattia.

- **Potenziamento dell'effetto condroprotettivo di geni come SOX9**, uno dei fattori di trascrizione più importanti per la differenziazione e la funzione dei condrociti. SOX9 promuove la sintesi dei componenti della matrice cartilaginea e sostiene la rigenerazione del tessuto cartilagineo. La sovraespressione mirata di SOX9 potrebbe migliorare significativamente la capacità di autoguarigione della cartilagine e arrestare i processi degenerativi.

Oltre a CRISPR/Cas9, vengono utilizzati anche altri metodi di modificazione genica mirata, come le **nucleasi a dito di zinco (ZFN)** e le **nucleasi effettrici simili agli attivatori di trascrizione (TALEN)**. Queste tecnologie si basano sul riconoscimento specifico di sequenze di DNA da parte di proteine costruite artificialmente che si legano a siti definiti nel genoma e vi innescano rotture mirate del filamento di DNA. Tuttavia, questi metodi sono meno precisi di CRISPR/Cas9, sono tecnicamente più complessi e presentano un rischio maggiore di cosiddetti effetti off-target, in cui le modifiche genetiche vengono involontariamente innescate in siti non previsti del genoma. Per questi motivi, il loro uso nella pratica clinica è rimasto finora limitato.

In futuro, l'ulteriore sviluppo di queste tecnologie mirerà soprattutto ad aumentare ulteriormente la precisione, a minimizzare i rischi fuori bersaglio e a garantire la sicurezza a lungo termine delle modifiche genetiche. In particolare, la combinazione dell'editing genomico con i moderni sistemi di trasporto potrebbe far progredire significativamente l'applicazione clinica di questi approcci terapeutici innovativi.

11.3.2 Uso di vettori virali e sistemi di trasporto non virali

Un problema centrale nell'applicazione delle terapie genetiche è il trasferimento sicuro ed efficiente dei geni terapeutici nelle cellule bersaglio. Poiché la somministrazione isolata di DNA o RNA di solito non porta a un assorbimento sufficiente nelle cellule, sono necessari **sistemi di trasporto** specializzati **(vettori)** per supportare il trasferimento dell'informazione genetica. Si distingue tra sistemi vettoriali **virali** e **non virali**, ciascuno dei quali presenta vantaggi e svantaggi specifici.

- **Vettori virali:**

I sistemi virali sfruttano la capacità naturale dei virus di introdurre materiale genetico nelle cellule ospiti. I vettori più utilizzati nella ricerca sull'osteoartrite sono i **virus adeno-associati (AAV)** e i **lentivirus**.

Gli AAV sono caratterizzati da un'elevata efficienza di trasfezione, da un'immunogenicità relativamente bassa e da un assorbimento preferenziale in alcuni tessuti, compresi quelli articolari. Un importante vantaggio degli AAV è la scarsa integrazione del loro materiale genetico nel genoma dell'ospite, che riduce il rischio di modifiche involontarie del genoma.

I lentivirus, invece, sono in grado di integrare permanentemente il loro materiale genetico nel genoma dell'ospite. Ciò consente l'espressione duratura di geni terapeutici, ma comporta anche il rischio di **mutagenesi inserzionale**, in cui l'integrazione casuale nel genoma può alterare la funzione di geni importanti e portare a una proliferazione cellulare incontrollata o addirittura allo sviluppo di un tumore.

Nonostante questi rischi, i vettori virali sono attualmente riconosciuti come i sistemi più efficaci per la somministrazione di geni nei tessuti articolari, grazie alla loro elevata efficienza e al loro targeting. Un'intensa attività di ricerca si concentra sul controllo delle risposte immunologiche ai vettori virali e sull'ulteriore miglioramento della sicurezza di questi approcci.

- Vettori non virali:
I sistemi non virali comprendono un'ampia gamma di vettori sintetici, come **liposomi, nanoparticelle polimeriche e sistemi a DNA plasmidico**. Questi sistemi di trasporto presentano il vantaggio principale di una bassa immunogenicità e di un migliore controllo delle proprietà farmacocinetiche.

Inoltre, non comportano alcun rischio di integrazione incontrollata nel genoma dell'ospite, il che significa che si possono evitare gravi effetti collaterali come lo sviluppo di tumori.

Tuttavia, i sistemi di trasporto non virali sono stati finora chiaramente limitati nella loro efficienza di trasferimento genico. L'assorbimento del materiale genetico nelle cellule bersaglio è spesso inadeguato e l'espressione dei geni terapeutici ottenuta è solitamente transitoria e quantitativamente limitata. Inoltre, questi sistemi sono stati finora privi di una marcata specificità tissutale, che può portare a una distribuzione non specifica dei geni terapeutici nell'organismo.

Lo sviluppo futuro si concentrerà quindi sull'ottimizzazione di questi sistemi di trasporto per consentire un trasferimento mirato, efficiente e soprattutto sicuro dei geni terapeutici. Tra l'altro, si stanno sviluppando nanoparticelle multifunzionali dotate di molecole di superficie che consentono un legame mirato con specifici tipi di cellule del tessuto articolare. Inoltre, si stanno studiando materiali innovativi in grado di garantire il rilascio controllato delle informazioni genetiche e di ottenere un effetto terapeutico a lungo termine.

La combinazione di tecnologie di editing del genoma ad alta precisione come CRISPR/Cas9 con sistemi di trasporto avanzati rappresenta un approccio promettente per rendere la terapia genica personalizzata del futuro clinicamente utilizzabile per il trattamento dell'osteoartrite. La sicurezza del paziente è la priorità assoluta, ed è per questo che i futuri studi clinici saranno particolarmente incentrati su un'attenta valutazione del rapporto rischio/beneficio e sul monitoraggio a lungo termine dei possibili effetti collaterali.

11.4 Implicazioni etiche degli approcci di terapia genetica

11.4.1 Ponderare il progresso medico e le preoccupazioni etiche

Lo sviluppo e l'applicazione di terapie genetiche nel campo dell'osteoartrite solleva questioni etiche di vasta portata.

Mentre le terapie geniche somatiche finalizzate al trattamento di singoli pazienti sono eticamente accettate in molti Paesi, la manipolazione del genoma umano a livello germinale - cioè gli interventi che possono essere trasmessi alle generazioni successive - rimane molto controversa da un punto di vista etico.

Sebbene la terapia genica somatica sia rilevante soprattutto nel contesto dell'osteoartrite, è importante valutare attentamente i rischi:

- Quanto sono sicuri a lungo termine i metodi di editing del genoma utilizzati?
- Si possono escludere cambiamenti genetici indesiderati ("effetti fuori bersaglio")?
- È giustificabile effettuare interventi irreversibili le cui conseguenze a lungo termine non sono ancora state sufficientemente studiate?

Queste domande devono essere discusse in dettaglio e devono trovare una risposta in conformità alle linee guida etiche prima che le terapie genetiche possano essere ampiamente utilizzate nella pratica clinica.

11.4.2 Quadro normativo e accettazione sociale

Nella maggior parte dei Paesi occidentali, l'uso della diagnostica e della terapia genetica è soggetto a severe norme di legge.

- Nell'Unione Europea, il Regolamento (CE) n. 1394/2007 disciplina l'uso dei medicinali per terapie avanzate (ATMP), che comprendono anche le terapie geniche e cellulari.

- In Germania, la terapia genica è anche soggetta alla legge sull'ingegneria genetica e alla legge sui prodotti medicinali, che prevedono ampie procedure di autorizzazione e prove di sicurezza.

- Negli Stati Uniti, la Food and Drug Administration (FDA) coordina l'autorizzazione delle terapie genetiche, che sono anche soggette a elevati standard di sicurezza ed efficacia.

L'accettazione sociale dei metodi genetici dipende in larga misura dalla trasparenza della ricerca, dalla comunicazione aperta delle opportunità e dei rischi e dal rispetto dei principi etici.

È necessario un ampio discorso sociale per garantire un equilibrio tra il legittimo interesse al progresso medico e la protezione dei diritti individuali e dell'integrità delle generazioni future.

11.5 Bibliografia (Capitolo 11)

Attur, M., Krasnokutsky, S. e Abramson, S. B. (2010). Il target del tessuto sinoviale per il trattamento dell'osteoartrite (OA): Dove sono le prove? *Best Practice & Research Clinical Rheumatology*, 24(1), 71-79.
https://doi.org/10.1016/j.berh.2009.08.006

Evans, C. H., Ghivizzani, S. C. e Robbins, P. D. (2011). Trasferimento genico alle articolazioni umane: progressi verso una terapia genica dell'artrite. *Atti dell'Accademia Nazionale delle Scienze*, 108(48), 19072-19077.
https://doi.org/10.1073/pnas.1108293108

Hunter, D. J. e Bierma-Zeinstra, S. (2019). Osteoartrite. *The Lancet*, 393(10182), 1745-1759.
https://doi.org/10.1016/S0140-6736(19)30417-9

Kim, Y. S., Smoak, M. M., Melchiorri, A. J., & Mikos, A. G. (2020). Consegna di geni per la terapia dell'osteoartrite.

Journal of Controlled Release, 317, 285-300. https://doi.org/10.1016/j.jconrel.2019.11.010

Li, Y., Wang, Y., Chubinskaya, S., et al. (2016). Suscettibilità genetica all'osteoartrite: polimorfismi funzionali in geni candidati chiave. *Arthritis Research & Therapy*, 18(1), 1-13. https://doi.org/10.1186/s13075-016-1131-1

Mendelsohn, A. R., & Larrick, J. W. (2017). Editing genomico CRISPR-Cas9 per applicazioni terapeutiche: progressi e sfide. *Current Molecular Medicine*, 17(2), 98-114. https://doi.org/10.2174/1566524017666170123105211

Reardon, S. (2016). La prima sperimentazione clinica CRISPR ottiene il via libera da un gruppo di esperti statunitensi. *Nature*, 531(7593), 560-560. https://doi.org/10.1038/nature.2016.20137

Zeggini, E., Panoutsopoulou, K., Southam, L., et al. (2012). Identificazione di nuovi loci di suscettibilità per l'osteoartrite (arcOGEN): uno studio di associazione genome-wide. *The Lancet*, 380(9844), 815-823. https://doi.org/10.1016/S0140-6736(12)60681-3

Zhou, Y., Li, Y., Wang, K., et al. (2019). Il ruolo dei fattori genetici ed epigenetici nella patogenesi dell'osteoartrite. *Journal of Bone and Mineral Metabolism*, 37(1), 1-11. https://doi.org/10.1007/s00774-018-0948-3

12. La necessità di interventi chirurgici

12.1 Lo stato attuale delle procedure chirurgiche nella terapia dell'osteoartrosi

Gli interventi chirurgici, in particolare le protesi endoprotesiche come l'uso di endoprotesi per le articolazioni del ginocchio o dell'anca, sono considerati da decenni una terapia standard comprovata per l'osteoartrite avanzata. Questi interventi sono indicati principalmente quando le misure conservative sono state esaurite e la qualità di vita del paziente è gravemente compromessa dal dolore persistente e da limitazioni funzionali significative.

Il numero di interventi di sostituzione articolare eseguiti in tutto il mondo è aumentato costantemente negli ultimi anni. In Germania, ad esempio, ogni anno vengono eseguiti più di 450.000 interventi endoprotesici alle articolazioni del ginocchio e dell'anca.

Questi dati dimostrano che le procedure chirurgiche continuano a svolgere un ruolo centrale nel trattamento dell'osteoartrite. Tuttavia, è necessario tenere in considerazione anche i limiti di questi interventi:

- La durata delle endoprotesi è limitata, il che porta a interventi di revisione, soprattutto nei pazienti più giovani.

- Le procedure chirurgiche sono associate a rischi considerevoli, tra cui infezioni, trombosi, allentamento delle protesi e complicazioni durante il processo di guarigione.

- Il successo funzionale dipende in larga misura dalla costituzione fisica individuale del paziente, dalle cure successive e dalla sua collaborazione attiva.

12.2 Lo stato della ricerca: le nuove terapie possono sostituire gli interventi chirurgici?

Lo sviluppo di moderni metodi di trattamento conservativo e rigenerativo ha fatto notevoli progressi negli ultimi anni.

Terapie biologiche e rigenerative

- L'uso di cellule staminali mesenchimali, esosomi e fattori di crescita apre nuove prospettive per rigenerare la cartilagine articolare danneggiata e arrestare la progressione dell'osteoartrite.

- I primi studi clinici dimostrano che l'uso di queste terapie innovative può ritardare o addirittura evitare la necessità di un intervento chirurgico, in particolare nei pazienti nelle fasi iniziali e centrali dell'osteoartrite.

- Tuttavia, gli effetti a lungo termine di queste terapie non sono ancora stati valutati in modo definitivo e le misure rigenerative raggiungono i loro limiti anche nel caso di danni strutturali avanzati alle articolazioni.

Fisioterapia ad alta tecnologia e procedure di riabilitazione assistite da robot

- I progressi della terapia medica di allenamento, supportata da esoscheletri robotici e dall'analisi computerizzata del movimento, consentono di migliorare in modo specifico la funzione articolare e di compensare gli squilibri muscolari.

- Queste misure contribuiscono a ridurre lo stress biomeccanico sulle articolazioni interessate e ad alleviare i sintomi a lungo termine.

Approcci innovativi alla terapia farmacologica

- Lo sviluppo di anticorpi monoclonali altamente specifici, di farmaci basati sull'epigenetica e di modulazione genica dimostra che è possibile influenzare in modo specifico i processi infiammatori e le vie metaboliche cataboliche nel tessuto articolare.

- Tuttavia, la maggior parte di questi approcci terapeutici è ancora in fase di sperimentazione clinica o preclinica.

12.3 Prospettive realistiche: Le operazioni saranno superflue in futuro?

L'idea che gli interventi chirurgici per il trattamento dell'osteoartrite diventino completamente superflui nel prossimo futuro non è scientificamente realistica dal punto di vista odierno.

I progressi terapeutici sono notevoli e, con una diagnosi precoce e l'applicazione coerente di procedure terapeutiche innovative, la necessità di un intervento chirurgico può essere significativamente ritardata.

Tuttavia, gli interventi chirurgici rimangono indispensabili, soprattutto nelle seguenti situazioni:

- Nell'osteoartrite avanzata l'articolazione si modifica con la perdita completa della struttura cartilaginea e gravi deformità.

- Nei pazienti per i quali gli approcci terapeutici conservativi e rigenerativi non raggiungono un sufficiente sollievo dal dolore e un miglioramento funzionale nonostante un'adeguata implementazione.

- In età avanzata, quando la capacità di rigenerazione dell'organismo è naturalmente molto limitata e ci si concentra su rapidi incrementi funzionali.

A lungo termine, tuttavia, l'importanza degli interventi chirurgici potrebbe diminuire notevolmente se la ricerca e l'applicazione clinica di procedure terapeutiche biologiche, molecolari e tecniche continueranno a progredire al ritmo attuale.

12.4 Conclusione: tra speranza e valutazione realistica

Negli ultimi anni, la moderna terapia dell'osteoartrite si è trasformata da un trattamento puramente sintomatico a un approccio olistico e multimodale che integra procedure biologiche, molecolari, psicologiche e tecnologiche.

Sebbene questi progressi diano una speranza giustificata di riduzione degli interventi chirurgici, la completa sostituzione delle misure chirurgiche rimane irrealistica al momento e anche a medio termine.

La chiave sta nella diagnosi precoce, nell'attuazione coerente di misure preventive e nell'utilizzo ottimale delle terapie innovative disponibili.

In futuro le operazioni saranno richieste con minore frequenza, ma non si prevede che diventino del tutto superflue nei prossimi decenni.

13. Prospettive di ricerca internazionali e sviluppi futuri

13.1 Iniziative di ricerca in corso a livello mondiale per il trattamento dell'osteoartrite

La ricerca internazionale nel campo del trattamento dell'osteoartrite è caratterizzata da una stretta collaborazione interdisciplinare tra medicina, biotecnologia, farmacia e scienza dei materiali. Numerose grandi alleanze di ricerca e iniziative internazionali sono dedicate allo sviluppo di approcci diagnostici e terapeutici innovativi.

Si segnalano in particolare:

- L'Osteoarthritis Research Society International (OARSI), che si dedica alla promozione della ricerca e della pratica clinica basata sull'evidenza.

- L'iniziativa NIH "Accelerating Medicines Partnership for Osteoarthritis (AMP OA)", che promuove specificamente lo sviluppo di terapie modificanti la malattia.

- Il programma di ricerca europeo Horizon Europe, che promuove in particolare le terapie rigenerative e le strategie di trattamento personalizzate.

Queste iniziative si concentrano sulla diagnosi precoce dell'osteoartrite, sullo sviluppo di farmaci modificanti la malattia, sulla ricerca di procedure rigenerative e sull'integrazione di nuove tecnologie come l'intelligenza artificiale per la pianificazione della terapia.

13.2 Innovazioni tecnologiche e loro rilevanza per il trattamento dell'osteoartrite

13.2.1. Intelligenza artificiale nella diagnostica e nella pianificazione della terapia

L'intelligenza artificiale (AI) si sta facendo sempre più strada nella diagnostica medica e nella pianificazione di terapie personalizzate.

Gli algoritmi di apprendimento profondo vengono utilizzati per analizzare i dati delle immagini radiologiche, le informazioni genetiche e i dati della storia clinica al fine di:

- riconoscere con maggiore precisione gli stadi iniziali dell'osteoartrite prima che si manifestino i sintomi clinici.

- Prevedere il decorso della malattia su base individuale.

- Sviluppare piani di trattamento ottimizzati in base ai fattori di rischio specifici del paziente e alle risposte al trattamento.

I sistemi supportati dall'intelligenza artificiale offrono anche un grande potenziale nello sviluppo di nuovi farmaci e terapie biologiche, riconoscendo più rapidamente relazioni molecolari complesse e modellando approcci terapeutici adeguati.

13.2.2 Progressi nella ricerca sui biomateriali per la sostituzione della cartilagine

La ricerca sui materiali bioattivi e biocompatibili ha fatto notevoli progressi negli ultimi anni.

I biomateriali innovativi consentono lo sviluppo di:

- Impianti cartilaginei a base di idrogel che rilasciano fattori che favoriscono la crescita e supportano la rigenerazione della cartilagine.

- Strutture cartilaginee stampate in 3D che possono essere personalizzate e impiantate.

- Nanomateriali che fungono da sistemi di trasporto per farmaci o fattori di crescita e vengono introdotti in modo specifico nelle aree articolari danneggiate.

Questi sviluppi offrono prospettive promettenti per sostituire la cartilagine naturale a lungo termine o per promuovere in modo significativo la sua rigenerazione.

13.3 Studi clinici internazionali e relativi risultati

13.3.1 Confronto dei risultati degli studi internazionali sulle terapie innovative

Un confronto tra gli attuali studi clinici internazionali rende evidente che l'efficacia delle procedure terapeutiche innovative dipende in larga misura dalle esigenze del singolo paziente, dallo stadio della malattia e dall'applicazione coerente degli standard terapeutici.

Mentre negli Stati Uniti e in Cina si sta conducendo un'intensa ricerca sulle procedure genetiche e cellulari, la ricerca europea si sta concentrando maggiormente sugli approcci terapeutici multimodali e sull'integrazione delle terapie rigenerative nei concetti di cura esistenti.

Studi precedenti dimostrano che:

- Le terapie con cellule staminali consentono di ottenere un significativo sollievo dal dolore e un miglioramento funzionale nei pazienti in fase iniziale e media, ma sono meno efficaci nella distruzione articolare avanzata.

- Le terapie con esosomi mostrano promettenti effetti antinfiammatori e rigenerativi, ma sono ancora in gran parte in fase sperimentale.

- Le iniezioni di PRP sono ampiamente utilizzate in tutto il mondo e hanno dimostrato la loro efficacia per alleviare i sintomi a breve termine, ma sono di uso limitato per modificare la malattia a lungo termine.

13.3.2 Sviluppo di linee guida e raccomandazioni terapeutiche internazionali

La standardizzazione internazionale delle linee guida per il trattamento contribuisce in modo decisivo a migliorare la qualità della terapia dell'osteoartrite a livello mondiale.

Le linee guida dell'OARSI e le raccomandazioni dell'American College of Rheumatology (ACR) e della European League Against Rheumatism (EULAR) si concentrano sempre più su un approccio terapeutico interdisciplinare e basato sull'evidenza.

Le linee guida future dovrebbero essere rafforzate:

- Considerare l'importanza degli approcci terapeutici personalizzati e genetici.

- Integrare maggiormente le procedure rigenerative e biologiche nei piani di trattamento standardizzati.

- Dare maggior peso all'efficacia di misure non farmacologiche come la terapia nutrizionale, l'esercizio fisico e il supporto psicologico.

13.4 Conclusioni: prospettive internazionali per una migliore terapia dell'osteoartrite

Il panorama globale della ricerca mostra chiaramente che la terapia dell'osteoartrite è sull'orlo di un cambiamento fondamentale.

Sebbene gli interventi chirurgici continuino a svolgere un ruolo importante nella malattia avanzata, gli approcci terapeutici olistici, specifici per il paziente e che modificano la malattia stanno venendo sempre più alla ribalta.

I progressi nel campo della medicina rigenerativa, l'uso dell'intelligenza artificiale per ottimizzare la terapia e lo sviluppo di strategie terapeutiche personalizzate a livello genetico e molecolare sono particolarmente lungimiranti.

La rete internazionale di ricerca, pratica clinica e politica sanitaria svolgerà un ruolo centrale nell'affermare questi approcci terapeutici innovativi nella cura di ampi gruppi di pazienti e nel migliorare in modo sostenibile la qualità della vita dei pazienti affetti da osteoartrite in tutto il mondo.

13.5 Bibliografia (Capitolo 13)

- Aletaha, D., Neogi, T., Silman, A. J., et al. (2010). Criteri di classificazione dell'artrite reumatoide 2010: un'iniziativa collaborativa dell'American College of Rheumatology/European League Against Rheumatism. *Annali delle Malattie Reumatiche*, 69(9), 1580-1588. https://doi.org/10.1136/ard.2010.138461

- Evans, C. H., & Ghivizzani, S. C. (2016). Terapia genica per l'osteoartrite: quale sarà il prossimo passo? *Artrite e Reumatologia*, 68(1), 1-3. https://doi.org/10.1002/art.39456

- Hunter, D. J. e Bierma-Zeinstra, S. (2019). Osteoartrite. *The Lancet*, 393(10182), 1745-1759. https://doi.org/10.1016/S0140-6736(19)30417-9

- Kim, Y. S., Smoak, M. M., Melchiorri, A. J., & Mikos, A. G. (2020). Consegna di geni per la terapia dell'osteoartrite. *Journal of Controlled Release*, 317, 285-300. https://doi.org/10.1016/j.jconrel.2019.11.010

- OARSI (2020). Osteoartrite: ricerca attuale e raccomandazioni di trattamento. *Linee guida internazionali della Osteoarthritis Research Society*. Recuperato da https://oarsi.org

- Reardon, S. (2016). La prima sperimentazione clinica CRISPR ottiene il via libera da un gruppo di esperti statunitensi. *Nature*, 531(7593), 560-560. https://doi.org/10.1038/nature.2016.20137

- Zeggini, E., Panoutsopoulou, K., Southam, L., et al. (2012). Identificazione di nuovi loci di suscettibilità per l'osteoartrite (arcOGEN): uno studio di associazione genome-wide. *The Lancet*, 380(9844), 815-823. https://doi.org/10.1016/S0140-6736(12)60681-3

- Zhang, W., Moskowitz, R. W., Nuki, G., et al. (2010). Raccomandazioni OARSI per la gestione dell'osteoartrite dell'anca e del ginocchio: Parte III. *Osteoarthritis and Cartilage*, 18(4), 476-499. https://doi.org/10.1016/j.joca.2010.01.013

14. Osservazioni conclusive e conclusioni

L'osteoartrite, una delle malattie cronico-degenerative delle articolazioni più comuni al mondo, pone ancora oggi sfide importanti alla medicina moderna. Nonostante decenni di ricerca intensiva e numerose innovazioni terapeutiche, una cura completa per questa patologia rimane elusiva.

Tuttavia, è innegabile che i progressi degli ultimi anni hanno portato a notevoli miglioramenti nella diagnostica, nella prevenzione, nel trattamento sintomatico e soprattutto nello sviluppo di concetti di terapia rigenerativa e molecolare.

L'ulteriore sviluppo sistematico di procedure biologiche come la terapia con cellule staminali, l'uso di anticorpi monoclonali altamente specifici, l'applicazione di forme innovative di terapia fisica e l'integrazione di scoperte genetiche ed epigenetiche stanno aprendo orizzonti completamente nuovi nel trattamento dell'osteoartrite.

Il crescente scambio interdisciplinare tra ortopedia, terapia del dolore, medicina molecolare, scienze nutrizionali e psicologia sta inoltre contribuendo a una comprensione più completa della complessa fisiopatologia di questa malattia.

Mentre in passato il trattamento dell'osteoartrite si concentrava quasi esclusivamente sull'alleviamento del dolore e sul mantenimento di una minima funzionalità articolare, oggi l'attenzione si concentra sul miglioramento olistico della qualità di vita , sulla prevenzione della progressione della malattia e, in un numero crescente di casi, sulla rigenerazione anche parziale del tessuto articolare danneggiato.

La consapevolezza che i fattori psicosociali, le disposizioni genetiche individuali, lo stile di vita e la dieta hanno un'influenza significativa sul decorso della malattia ha ampliato l'approccio terapeutico da una terapia puramente sintomatica a un concetto di trattamento biopsicosociale completo.

Le persone sono considerate nella loro interezza, non solo come portatori di una malattia articolare, ma come esseri complessi con esigenze fisiche, psicologiche e sociali.

I prossimi anni mostreranno fino a che punto gli approcci terapeutici innovativi attualmente in fase di ricerca clinica e preclinica avranno il potenziale di far passare in secondo piano o addirittura di rendere superfluo l'intervento di sostituzione articolare.

Una cosa è certa già oggi: quanto più precocemente l'osteoartrite viene riconosciuta e trattata e quanto più costantemente vengono applicati metodi di trattamento moderni e basati sull'evidenza, tanto maggiori sono le possibilità di evitare l'intervento chirurgico a lungo termine e di mantenere una qualità di vita stabile.

Il trattamento dell'osteoartrite è a un punto di svolta. Se fino a pochi decenni fa solo il sollievo dal dolore e la sostituzione dell'articolazione erano considerate opzioni terapeutiche, oggi è disponibile un'impressionante gamma di opzioni terapeutiche che hanno il potenziale di influenzare radicalmente il decorso della malattia.

Tuttavia, questo sviluppo non è un lasciapassare per una gestione passiva della malattia. Piuttosto, il successo dell'applicazione delle moderne terapie richiede un alto grado di responsabilità personale, una stretta collaborazione interdisciplinare e la volontà di esaminare criticamente e integrare sensibilmente le nuove scoperte scientifiche.

La chirurgia continuerà a essere necessaria in molti casi, soprattutto in caso di malattia avanzata. Tuttavia, la percentuale di pazienti per i quali l'intervento può essere evitato o ritardato in modo significativo grazie a strategie terapeutiche innovative continuerà a crescere.

L'obiettivo principale rimane: Stabilire una terapia efficace che abbia il minor numero possibile di effetti collaterali e sia adattata alle esigenze individuali del paziente, che migliori la qualità della vita, rallenti la progressione della malattia e permetta infine di mantenere il più a lungo possibile la naturale funzione articolare.

Il futuro della terapia dell'osteoartrite è promettente, ma richiede anche un approccio responsabile alle nuove possibilità e un continuo sviluppo scientifico. Solo in questo modo sarà possibile sfruttare appieno il potenziale della medicina moderna al servizio delle persone colpite.

15 Tabella 1: Confronto tra trattamenti convenzionali e innovativi dell'osteoartrite

Criterio	Terapia convenzionale	Terapia innovativa
Obiettivo	Sollievo dai sintomi	Modifica della malattia
Forme di terapia	Antidolorifici, fisioterapia, interventi chirurgici	Terapia con cellule staminali, esosomi, modulazione genica
Inizio dell'azione	A breve termine	A medio-lungo termine
Effetti collaterali	Frequenti (ad es. gastrointestinali, cardiovascolari)	Basso, spesso sperimentale
Possibilità di recupero	Nessuna cura, sintomatico	Possibilità di rigenerazione parziale
Costi	Principalmente rimborsabili	Alto, spesso per uso privato
Successo a lungo termine	Frequentemente limitato	Potenzialmente stabilizzante
Campo di applicazione	Fasi avanzate	Stadio iniziale e medio

16 Tabella 2: I micronutrienti più importanti nella terapia dell'osteoartrosi

Micronutrienti	Funzione nell'organismo	Effetto sull'osteoartrite	Assunzione raccomandata
Vitamina D	Metabolismo osseo, immunomodulazione	Antinfiammatorio e rinforzante delle ossa	800-2000 U.I./giorno
Vitamina C	Sintesi del collagene, antiossidante	Protegge la cartilagine dallo stress ossidativo	100-200 mg/giorno
Acidi grassi Omega-3	Inibizione dell'infiammazione	Riduzione dei mediatori infiammatori	1,5-3 g/giorno (EPA/DHA)
Zinco	Funzione enzimatica, immunomodulazione	Promozione della rigenerazione della cartilagine	10-15 mg/giorno
Selenio	Protezione antiossidante delle cellule	Riduzione dello stress ossidativo	55-70 µg/giorno
Manganese	Formazione della cartilagine, attività enzimatica	Stabilizzazione della matrice cartilaginea	2-5 mg/giorno

17 Tabella 3: Panoramica delle terapie rigenerative

Forma di terapia	Stato	Campo di applicazione	Vantaggi principali	Limitazioni
Terapia con cellule staminali	Applicazione clinica, in parte sperimentale	Stadio iniziale e medio dell'osteoartrite	Rigenerazione del tessuto cartilagineo, inibizione dell'infiammazione	Costi elevati, dati limitati a lungo termine
Esosomi	Sperimentale	Fasi iniziali, concomitanti	Terapia senza cellule, reazioni immunitarie ridotte	Mancanza di studi a lungo termine
PRP (plasma ricco di piastrine)	Clinicamente accertato	Stadio iniziale e medio	Rilascio di fattori di crescita, antinfiammatorio	Effetto spesso temporaneo
Modulazione genica (CRISPR/Cas9)	Studi preclinici	Prospettive future	Trattamento potenzialmente causale	Questioni etiche e di sicurezza

18 Tabella 4: Influenza dei fattori psicosociali sul decorso della malattia

Fattore	Influenza sull'osteoartrite	Approccio terapeutico
Lo stress	Aumenta la percezione del dolore, intensifica l'infiammazione	Gestione dello stress, tecniche di rilassamento
Depressione	Influenza negativa sulla motivazione, intensificazione del dolore	Terapia cognitivo-comportamentale, ACT
La paura	Favorisce l'evitamento dell'esercizio fisico, la cronicizzazione	Riduzione dell'ansia attraverso l'educazione e l'esposizione
Isolamento sociale	Riduce l'attività e peggiora la qualità della vita	Integrazione sociale, terapia di gruppo

19 Tabella 5: Confronto tra le forme di terapia fisica

Forma di terapia	Effetto	Campo di applicazione	Base di evidenza
Terapia del calore	Rilassamento muscolare, sollievo dal dolore	Dolore cronico da osteoartrite	Ben documentato
Terapia del freddo	Antinfiammatorio e antidolorifico	Ricadute acute, effusioni articolari	Ben documentato
TENS	Modulazione del dolore	Dolore cronico	Moderatamente occupato
Terapia con campo magnetico	Favorisce la circolazione sanguigna, allevia il dolore	Fasi iniziali, terapia complementare	Risultati incoerenti
Terapia a onde d'urto	Rigenerazione dei tessuti, sollievo dal dolore	Stadio iniziale e medio	Effetti positivi a breve termine

20 Tabella 6: Panoramica delle opzioni di terapia farmacologica per l'osteoartrite

Gruppo di farmaci	Esempi di principi attivi	Meccanismo d'azione	Vantaggi	Svantaggi/effetti collaterali
Farmaci antinfiammatori non steroidei (NSAR)	Ibuprofene, Diclofenac, Naproxene	Inibizione degli enzimi COX, antinfiammatorio	Rapido sollievo dal dolore	Emorragia gastrointestinale, disfunzione renale
Inibitori della COX-2	Celecoxib, etoricoxib	Inibizione selettiva della COX-2	Minor rischio di problemi di stomaco	Aumento del rischio cardiovascolare
Corticosteroidi (intraarticolari)	Triamcinolone, metilprednisolone	Forte effetto antinfiammatorio	Efficace per le ricadute acute	Efficace solo a breve termine, danni alla cartilagine con l'uso a lungo termine
Gli oppioidi	Tramadolo, Tilidina	Inibizione del dolore centrale	Può essere utilizzato a breve termine in caso di dolore intenso.	Rischio di dipendenza, sedazione
Farmaci che modificano i sintomi	Glucosamina, condroitina	Supporta il metabolismo della cartilagine	Ben tollerato, effetto a	Effetto scientificamente controverso

Gruppo di farmaci	Esempi di principi attivi	Meccanismo d'azione	Vantaggi	Svantaggi/effetti collaterali
(SYSADOA)			lungo termine	
Biologici	Adalimumab, Etanercept	Inibizione delle citochine pro-infiammatorie	Riduzione dei processi infiammatori sistemici	Costi elevati, rischio di infezione

21 Tabella 7: Studi clinici in corso su terapie innovative per l'osteoartrite (selezione)

Nome dello studio	Approccio terapeutico	Fase	Popolazione target	Obiettivo principale
STAR-KNEE	Cellule staminali mesenchimali	Fase III	Osteoartrite del ginocchio, grado II-III	Rigenerazione della cartilagine, sollievo dal dolore
GE-NOVA	Modifica genica basata su CRISPR/Cas9	Pre-clinica	Osteoartrite allo stadio iniziale	Inibizione della MMP-13, promozione della crescita della cartilagine
RIPARAZIONE	Terapia degli esosomi	Fase II	Artrosi del ginocchio e dell'anca	Inibizione dell'infiammazione, miglioramento funzionale
PRIMA	PRP (plasma ricco di piastrine)	Fase III	Osteoartrite in fase iniziale	Ritardare il decorso della malattia
BIOKART	Combinazione di cellule staminali e fattori di crescita	Fase I/II	Danno alla cartilagine dopo un trauma	Miglioramento della funzione articolare, rigenerazione della cartilagine ialina

22 Tabella 8: Fattori prognostici per il successo del trattamento dell'osteoartrite

Fattore	Influenza sul successo della terapia	Misura di ottimizzazione
Stadio della malattia	Lo stadio precoce è favorevole, quello tardivo complica il successo del trattamento	Diagnosi e intervento precoci
Peso corporeo	Carico elevato con sovrappeso	Riduzione del peso, modifica della dieta
Funzione muscolare	Muscoli ben allenati migliorano la stabilità delle articolazioni	Fisioterapia, allenamento muscolare mirato
Fattori psicosociali	Depressione e ansia peggiorano la tolleranza al dolore	Supporto psicoterapeutico
Conformità alla terapia	Un'elevata compliance migliora il successo della terapia	Misure educative, autogestione

22 Tabella 9: Sintesi dei biomarcatori più comuni nella terapia dell'osteoartrite

Biomarcatori	Significato	Applicazione clinica
CRP (proteina C-reattiva)	Marcatori di infiammazione	Valutazione dell'infiammazione sistemica
CTX-II	Prodotto di degradazione della cartilagine	Rilevamento precoce della degradazione della cartilagine
COMP (Proteina della matrice oligomerica della cartilagine)	Metabolismo della cartilagine	Monitoraggio dei progressi, valutazione della prognosi
IL-6	Citochina proinfiammatoria	Attività infiammatoria nell'articolazione
MMP-13	Metalloproteinasi di matrice, degradazione della cartilagine	Potenziale bersaglio terapeutico, marcatore di progressione

23 Tabella 10: Misure preventive per evitare e ritardare l'osteoartrite

Misura	Effetto	Raccomandazione di attuazione
Normalizzare il peso corporeo	Riduce lo stress articolare e l'attività infiammatoria	Dieta equilibrata, esercizio fisico regolare
Sport che favorisce le articolazioni	Miglioramento della stabilità articolare, mantenimento della mobilità	Nuoto, ciclismo, nordic walking
Evitare il sovraccarico	Riduce i microtraumi meccanici della cartilagine	Lavoro ergonomico, evitare gli sport estremi
Alimentazione sana	Antinfiammatorio, sostiene la cartilagine	Dieta mediterranea, alimenti ricchi di omega-3, antiossidanti
Correzione degli squilibri muscolari	Riduce il carico scorretto delle articolazioni	Allenamento muscolare mirato sotto guida fisioterapica
Evitare i fattori di rischio	Riduce l'infiammazione sistemica	Smettere di fumare, gestire lo stress, moderare il consumo di alcol

24 Tabella 11: Raccomandazioni di trattamento in base allo stadio dell'osteoartrite

Stadio della malattia	Opzioni terapeutiche preferite	Misure supplementari
Stadio iniziale (grado I-II)	Modifica dello stile di vita, terapia fisica, integrazione di micronutrienti	Iniezioni di PRP, terapia farmacologica iniziale se necessaria
Stadio intermedio (grado II-III)	Terapia multimodale, terapia del dolore basata su farmaci, procedure rigenerative (cellule staminali, esosomi)	Fisioterapia, psicoterapia per la cronicizzazione del dolore
Stadio avanzato (grado III-IV)	Misure chirurgiche (endoprotesi), terapia del dolore	Riabilitazione postoperatoria, fornitura di ausili

25 Tabella 12: Panoramica delle procedure terapeutiche innovative, tassi di successo e livelli di evidenza

Forma di terapia	Tasso di successo (studi clinici)	Livello di evidenza (secondo OCEBM*)	Principale area di applicazione	Osservazioni
Terapia con cellule staminali (MSC)	60-80 % di miglioramento soggettivo	Grado II-III	Stadio iniziale e medio dell'osteoartrite	Buon sollievo dal dolore, dati limitati a lungo termine
Terapia degli esosomi	Miglioramento del 50-70 %	Grado III (sperimentale)	Supporto rigenerativo in fase iniziale	Attualmente si tratta principalmente di studi, l'effetto a lungo termine non è chiaro
PRP (plasma ricco di piastrine)	50-75 % di miglioramento sintomatico	Grado II	Stadio iniziale e medio dell'osteoartrite	L'effetto a breve termine è ben documentato, ma si attenua dopo 6-12 mesi.
Modifica genica CRISPR/Cas9	Preclinica, successo negli esperimenti sugli animali	Grado V	Prospettive future	Nessuna autorizzazione clinica, discussioni etiche

Forma di terapia	Tasso di successo (studi clinici)	Livello di evidenza condo OCEBM*	Principale area di applicazione	Osservazioni
Terapia laser a basso livello (LLLT)	40-60 % di riduzione del dolore	Grado II-III	Condizioni di dolore cronico	Buoni risultati con un uso regolare
Terapia a campo magnetico (CEMP)	30-50 % di miglioramento soggettivo	Grado III	Misura supplementare	Situazione di studio incoerente, efficacia individuale variabile
Terapia onde d'urto (ESWT)	60-70 % di con sollievo dal dolore a breve termine	Grado II	Stadio iniziale e medio	Buon successo a breve termine, effetto limitato a lungo termine

* OCEBM: Oxford Centre for Evidence-Based Medicine - Livello di evidenza I: Studi randomizzati di alta qualità; livello II: Studi di coorte o caso-controllo ben progettati; livello III: Studi osservazionali, livello IV: Opinione di esperti, livello V: Basi teoriche senza dati clinici.

26 Bibliografia completa

1. principi generali dell'osteoartrite

- Arden, N. e Nevitt, M. C. (2006). Osteoartrite: Epidemiologia. *Best Practice & Research Clinical Rheumatology*, 20(1), 3-25. https://doi.org/10.1016/j.berh.2005.09.007
- Felson, D. T. (2010). L'osteoartrite come malattia della meccanica. *Osteoarthritis and Cartilage*, 18(3), 305-310. https://doi.org/10.1016/j.joca.2009.12.008
- Hunter, D. J. e Bierma-Zeinstra, S. (2019). Osteoartrite. *The Lancet*, 393(10182), 1745-1759. https://doi.org/10.1016/S0140-6736(19)30417-9

2. terapia farmacologica classica

- Bannuru, R. R., Osani, M. C., Vaysbrot, E. E., et al. (2019). Linee guida OARSI per la gestione non chirurgica dell'osteoartrite di ginocchio, anca e poliarticolare. *Osteoarthritis and Cartilage*, 27(11), 1578-1589. https://doi.org/10.1016/j.joca.2019.06.011
- Shapiro, B. H., & Principe, M. F. (2015). Il ruolo degli integratori alimentari nell'osteoartrite: evidenze attuali e raccomandazioni. *Journal of Clinical Rheumatology*, 21(8), 451-457. https://doi.org/10.1097/RHU.0000000000000304

3. terapia fisica e apparativa

- Brosseau, L., Wells, G. A., Brosseau, M., et al. (2012). Terapia laser a basso livello (classi I, II e III) per il trattamento dell'osteoartrite. *Cochrane Database of Systematic Reviews*, (12), CD010035. https://doi.org/10.1002/14651858.CD010035

- Zeng, C., Li, H., Yang, T., et al. (2015). Efficacia della terapia con onde d'urto extracorporee per l'osteoartrite del ginocchio: una revisione sistematica e una meta-analisi. *Journal of Orthopaedic Research*, 33(5), 659-666. https://doi.org/10.1002/jor.22816

4. terapia nutrizionale e micronutriente

- Baker, K. R., Matthan, N. R., Lichtenstein, A. H., et al. (2011). Associazione tra gli acidi grassi n-3 e n-6 dei fosfolipidi plasmatici e la funzione fisica in adulti anziani con mobilità limitata. *European Journal of Clinical Nutrition*, 65(3), 282-289. https://doi.org/10.1038/ejcn.2010.261

- Henrotin, Y., Lambert, C., Couchourel, D., Ripoll, C., & Chiotelli, E. (2011). I nutraceutici: rappresentano una nuova era nella gestione dell'osteoartrite? *Osteoarthritis and Cartilage*, 19(1), 1-21. https://doi.org/10.1016/j.joca.2010.10.017

5. approcci terapeutici rigenerativi e biologici

- Barry, F. e Murphy, M. (2013). Le cellule staminali mesenchimali nelle malattie e nella riparazione delle articolazioni. *Nature Reviews Rheumatology*, 9(10), 584-594. https://doi.org/10.1038/nrrheum.2013.109
- Evans, C. H., Ghivizzani, S. C. e Robbins, P. D. (2011). Trasferimento genico alle articolazioni umane: progressi verso una terapia genica dell'artrite. *PNAS*, 108(48), 19072-19077. https://doi.org/10.1073/pnas.1108293108
- Mendelsohn, A. R., & Larrick, J. W. (2017). Editing genomico CRISPR-Cas9 per applicazioni terapeutiche: progressi e sfide. *Current Molecular Medicine*, 17(2), 98-114. https://doi.org/10.2174/1566524017666170123105211

6. terapie psicologiche e comportamentali

- Kabat-Zinn, J. (1990). *Full Catastrophe Living: Using the Wisdom of Your Body and Mind to Face Stress, Pain, and Illness*. New York: Delacorte.
- McCracken, L. M. e Vowles, K. E. (2014). Terapia di accettazione e impegno e mindfulness per il dolore cronico: modello, processo e progressi. *American Psychologist*, 69(2), 178-187. https://doi.org/10.1037/a0035623

- Turk, D. C. e Okifuji, A. (2010). Fattori psicologici nel dolore cronico: evoluzione e rivoluzione. *Journal of Consulting and Clinical Psychology*, 70(3), 678-690. https://doi.org/10.1037/0022-006X.70.3.678

7. terapia interdisciplinare e multimodale

- Dagenais, S., Caro, J. e Haldeman, S. (2008). Una revisione sistematica degli studi sul costo della malattia del dolore lombare. *Spine Journal*, 8(1), 8-20. https://doi.org/10.1016/j.spinee.2007.10.005

- Karjalainen, K., Malmivaara, A., van Tulder, M., et al. (2001). Riabilitazione biopsicosociale multidisciplinare per la lombalgia subacuta negli adulti in età lavorativa. *Cochrane Database of Systematic Reviews*, (2), CD002193. https://doi.org/10.1002/14651858.CD002193

8 Medicina personalizzata e terapia genetica

- Kim, Y. S., Smoak, M. M., Melchiorri, A. J., & Mikos, A. G. (2020). Consegna di geni per la terapia dell'osteoartrite. *Journal of Controlled Release*, 317, 285-300. https://doi.org/10.1016/j.jconrel.2019.11.010

- Zeggini, E., Panoutsopoulou, K., Southam, L., et al. (2012). Identificazione di nuovi loci di suscettibilità per l'osteoartrite: uno studio di associazione genomica. *The* Lancet, 380(9844), 815-823. https://doi.org/10.1016/S0140-6736(12)60681-3